Zuckerfreie Ernährung leicht gemacht

Wie Du ohne Zucker glücklich, zufrieden und gesund
wirst – mit 30 einfachen Rezepten

Anna Winter

honest & healthy living

1. Auflage 2017

ISBN: 1547130393
ISBN-13: 978-1547130399

Haftungsausschluss & Rechte

Die Inhalte dieses Buches wurden mit größter Sorgfalt erstellt. Für die Richtigkeit, Vollständigkeit und Aktualität der Inhalte können wir jedoch keine Gewähr übernehmen. Sie spiegeln die persönliche Meinung und Erfahrung des Autors wider. Der Autor übernimmt daher keine juristische Verantwortung oder Haftung für Schäden, die durch eventuelle Fehler oder kontraproduktive Ausübung durch den Leser entstehen. Dieses Buch ist eine Anleitung zu möglichen Erfolgsstrategien und keine Garantie für Erfolge. Der Autor übernimmt daher keine Verantwortung für das Nicht-Erreichen der im Buch beschriebenen Ziele. Dieses Buch enthält Links zu externen Webseiten Dritter, auf deren Inhalte wir keinen Einfluss haben. Deshalb können wir für diese fremden Inhalte auch keine Gewähr übernehmen. Für die Inhalte der verlinkten Seiten ist stets der jeweilige Anbieter oder Betreiber der Seiten verantwortlich. Die verlinkten Seiten wurden zum Zeitpunkt der Verlinkung auf mögliche Rechtsverstöße überprüft. Rechtswidrige Inhalte waren zum Zeitpunkt der Verlinkung nicht erkennbar. Eine permanente inhaltliche Kontrolle der verlinkten Seiten ist jedoch ohne konkrete Anhaltspunkte einer Rechtsverletzung nicht zumutbar. Bei Bekanntwerden von Rechtsverletzungen werden wir derartige Links umgehend entfernen.

Inhaltsverzeichnis

Kapitel 1

Einleitung:
Das Zuckerproblem

Die gesundheitlichen Entwicklungen in den Ländern der ersten Welt, den sogenannten Industrienationen, sind fatal. Auch die Schwellenländer zeigen in dieser Hinsicht eine Annäherung an die Standards der Industrienationen. Vor allem in den Vereinigten Staaten von Amerika wird Übergewicht zunehmend zu einem Problem. Die Fettleibigkeit betrifft alle gesellschaftlichen Schichten und scheint sich wie eine Epidemie auszubreiten.

Auch in Deutschland und Österreich sind immer mehr Menschen von Übergewicht betroffen. Zahlreiche Studien und Untersuchungen widmeten sich in den letzten Jahren dieser Problematik. Wissenschaftler konnten unter anderem berechnen, dass in zwanzig Jahren – eine gleichbleibende Entwicklung vorausgesetzt – der überwiegende Teil der deutschen und österreichischen Bevölkerung übergewichtig sein wird.

Bereits zum heutigen Zeitpunkt hat das Übergewicht Ausmaße erreicht, die nicht mehr ignoriert werden können. Die DEGS-Studie des Robert-Koch-Instituts, die in den Jahren 2008 bis 2011 durchgeführt wurde, ermittelte die erschreckende Quote von 67,1 Prozent übergewichtigen Männern. Bei den Frauen waren immerhin 53 Prozent übergewichtig. Im Sinne der Studie zählt jeder Mensch zu den Übergewichtigen, dessen Body-Mass-Index (BMI) mehr als 25 kg/qm beträgt. Des Weiteren wurde der Anteil adipöser Menschen ermittelt. Als adipös im medizinischen Sinne gelten Menschen, die krankhaft fettleibig sind. Im Rahmen der Studie wurden alle Menschen gezählt, deren Body-Mass-Index bei über 30 kg/qm liegt. Nach dieser

Definition sind 19 Prozent der Männer und 22,5 Prozent der Frauen adipös.

Diese erschreckenden Zahlen geben bereits starken Anlass zur Sorge. Fast jeder fünfte Mann und fast jede vierte Frau in Deutschland sind krankhaft fettleibig. Mindestens ebenso schockierend muten die festgestellten Entwicklungen dieser Daten an. Die stärkste Zunahme wurde in der Gruppe der 25- bis 34-jährigen Personen ermittelt. Vor allem bei jungen Menschen konnte also eine Zunahme des Übergewichts festgestellt werden. Auch bei Kindern und Jugendlichen konnten Tendenzen hin zur Ausbreitung des Übergewichts festgestellt werden. 15 Prozent der Kinder und Jugendlichen zwischen drei und siebzehn Jahren waren demnach übergewichtig. Sechs Prozent gar adipös.

Worauf sind diese Zahlen und Fakten zurückzuführen?

Zunächst einmal muss angeführt werden, dass Übergewicht und Adipositas in aller Regel multifaktoriell bedingt sind. Vor allem die Faktoren der Ernährung und der Bewegung beeinflussen das individuelle Körpergewicht. Dennoch lassen sich eindeutige Veränderungen der Ernährungsgewohnheiten feststellen, die das stark gestiegene Übergewicht in der Bevölkerung erklären können. Vor allem mit Blick auf die Vereinigten Staaten von Amerika (USA) lassen sich Ernährungsgewohnheiten erkennen, die das Gewicht stark ansteigen lassen.

Zunächst muss jedoch ein verbreiteter Irrtum aufgeklärt werden, der in den letzten Jahrzehnten weltweit propagiert wurde. Die weltweit vorherrschende Meinung „Fett macht Fett" kann als sachlich unzutreffend eingestuft werden. Zunächst ist festzustellen, dass jeder Mensch einen gewissen „Fettbedarf" hat, der täglich gedeckt werden muss. So empfiehlt etwa die „Deutsche Gesellschaft für Ernährung", 30 Prozent aller aufgenommenen Kalorien aus fetthaltigen Lebensmitteln zu beziehen. Eine strikt fettreduzierte Ernährung wäre der allgemeinen Gesundheit also eher abträglich, da bewusst ein Mangelzustand herbeigeführt werden würde.

Vielmehr sollten im Schnitt 70 bis 80 Gramm Fett pro Tag aufgenommen werden. Diese Empfehlung wird ebenfalls von der „Deutschen Gesellschaft für Ernährung (DGE)" ausgegeben. Des Weiteren sollte eine Differenzierung hinsichtlich des betrachteten Fettes unternommen werden. Kurzum: Fett ist nicht gleich Fett. Die Fette lassen sich beispielsweise in gesättigte und ungesättigte Fettsäuren unterteilen. Diese unterscheiden sich in ihrem chemischen Aufbau. Ungesättigte Fettsäuren gelten als gesundheitsfördernd. Diese gesunden Fette können beispielsweise aus Fisch, Nüssen oder Oliven stammen.

Die „Experten" der Ernährungswelt schossen sich in den letzten Jahrzehnten jedoch einhellig darauf ein, Fette grundsätzlich zu verteufeln. Eine fettarme Ernährung wurde als Wundermittel gegen Übergewicht propagiert. Als Folge dieser Empfehlungen wurden immer mehr fettreduzierte und fettarme Produkte auf den Markt geworfen, die die Bedürfnisse gesundheitsbewusster Menschen, die den Empfehlungen der „Experten" folgten, decken sollten. Diese Produkte fanden und finden noch immer einen reißenden Absatz bei den Konsumenten. Wer zum fettarmen Käse greift, wähnt sich auf der „gesunden Seite".

Um nun auf den Blick in die USA zurückzukommen, ist zu sagen, dass die Anzahl der Übergewichtigen trotz der starken Verbreitung fettarmer und fettreduzierter Produkte weiter rasant ansteigt. Alleine an dieser Entwicklung kann ausgemacht werden, dass Fett nicht die Ursache des weit verbreiteten Übergewichts sein kann. Hierbei ist jedoch einzuwerfen, dass ein überhöhter Fettkonsum tatsächlich zur Einlagerung in Form von Fettzellen führt. Dennoch kann die Ursache des weltweit zunehmenden Übergewichts nicht im Fett gefunden werden, liefert es doch einen wichtigen Beitrag zur menschlichen Gesundheit und sollte täglich in einem nicht unbeträchtlichen Maße aufgenommen werden. Sicher sind auch einige Fette nicht gesundheitsfördernd – vor allem gesättigte Fette und sog. Transfette. Bei Letzteren handelt es sich um industriell gehärtete oder stark erhitzte ungesättigte Fette. Dennoch ist die pauschal verbreitete Aussage „Fett macht Fett" schlicht falsch.

Diätkonzepte, die einen weitestgehenden Verzicht auf Fett predigen sind in der Regel wirkungslos. Der Körper zieht die benötigte Energie aus sämtlichen Lebensmitteln, die ihm zugeführt werden. Somit ist es zunächst egal, ob die Kalorien aus Fetten, Kohlenhydraten oder Eiweißen stammen. Fette haben tatsächlich einen Kaloriengehalt. Sie führen allerdings auch zu einer bleibenden Sättigung. Zudem handelt es sich nicht um „leere" Kalorien. Die „Fettkalorien" werden benötigt, da der Körper beispielsweise zwingend auf ungesättigte Fettsäuren angewiesen ist. Zudem sind viele Vitamine fettlöslich und können somit nur gemeinsam mit Fetten effektiv aufgenommen werden. Das Predigen einer „fettreduzierten" Ernährung schafft also mehr Gesundheitsprobleme, als es löst.

Zurück zu den fettreduzierten Produkten auf dem Markt: Diese „Heilsbringer" der Ernährungswelt haben in den letzten Jahrzehnten, in denen sie den Herstellern hervorragende Einnahmen bescherten, nicht dazu beitragen können, das Übergewicht einzudämmen. Stattdessen ist weiterhin eine Zunahme der übergewichtigen Menschen zu beobachten. Fettreduzierte Lebensmittel sind in vielen Fällen echte „Kalorienbomben". Dies ist darauf zurückzuführen, dass die geschmacksverstärkende Wirkung des Fettes in diesen Produkten wegfällt. Es muss auf andere Stoffe zurückgegriffen werden. Fruchtzucker und zuckerhaltige Sirupe kommen hier häufig zum Einsatz.

An diesem Punkt ist die Wurzel des Übels gefunden: Der Zucker.

Weltweit kann ein immer weiter ansteigender Zuckerkonsum beobachtet werden. Im Rahmen des „Kein Fett"-Wahns wurde dieser wichtige Faktor häufig außer Acht gelassen. Beinahe jeder Mensch, der in einer Industrienation ansässig ist, konsumiert tagtäglich zu viel Zucker. Zucker ist indes kein essentieller Bestandteil der menschlichen Ernährung. Industriell gefertigte Produkte, die Zucker enthalten, könnten somit problemlos gemieden werden. Bereits über den Verzehr von Obst wird der „Bedarf" an Zucker gedeckt. Nichtsdestotrotz ist zu beobachten, dass die Hersteller von Fertigprodukten diesen immer mehr Zucker zusetzen. Dies hat mehrere Gründe.

Bereits als Kind gefällt dem Menschen der Zucker. Der Geschmack ist angenehm und macht im wahrsten Sinne des Wortes süchtig. Es kann tatsächlich eine „Sucht" nach zuckerhaltigen Produkten entwickelt werden. Die Lebensmittelhersteller machen sich dies zunutze, indem sie ihren Produkten Zucker zufügen. Dieser wohlschmeckende Stoff wird dazu führen, dass das gesamte Gericht angenehmer schmeckt.

Häufig ist dem Verbraucher nicht bewusst, wie viel Zucker er täglich konsumiert. Die Weltgesundheitsorganisation (WHO) empfiehlt, täglich nicht mehr als sechs Teelöffel Zucker zu verzehren. Diese Empfehlung ist jedoch nicht wörtlich zu verstehen: Die durch Obst und Säfte aufgenommenen Mengen an Fruchtzucker zählen zu diesen „sechs Teelöffeln". Vor allem über den Verzehr industriell gefertigter Produkte – Fertiggerichte und Getränke – wird jedoch ein Vielfaches dieser Menge aufgenommen. So enthält ein durchschnittliches Softgetränk neun bis zehn Gramm Zucker pro 100 ml. Der Konsum dieser Getränke steigt – trotz dieser Inhaltsstoffe – immer weiter an. Aus Schulen und Kindergärten sind diese stark zuckerhaltigen Getränke nicht mehr wegzudenken. So werden bereits kleine Kinder unverantwortlich großen Zuckermengen ausgesetzt. Hinzu kommt der über die Nahrung zugeführte Zucker. Auch hier ist dem Verbraucher häufig nicht bewusst, welch hohe Mengen Zucker er zu sich nimmt.

Zahlen, Daten und Fakten zum Zuckerkonsum

Ein durchschnittlicher Mensch...

- trinkt pro Jahr 6 Kilogramm Zucker
- isst im Jahr 35 Kilogramm Zucker

Der konsumierte Zucker verteilt sich auf verschiedene Lebensmittel:

10 Kilogramm Zucker stammen aus Schokolade

2 Kilogramm stammen aus Kakaopulver

5,5 Kilogramm stammen aus Bonbons und Zuckerwaren

7 Kilogramm stammen aus Backwaren

3,5 Kilogramm stammen aus „Knabbergebäck", z.B. Chips

3,5 Kilogramm stammen aus Eis und Sorbet

Wenn du mitgerechnet hast, wirst du feststellen, dass 3,5 Kilogramm fehlen. Diese 3,5 Kilogramm Zucker stammen aus Produkten, in denen ein normaler Verbraucher keinerlei Zucker erwarten wird. So finden diese dreieinhalb Kilogramm sich in Fertigprodukten, die verzehrt werden. Hierzu zählen Rotkohl, Tiefkühlpizza, Fleischsalat, Brotaufstrich, Joghurt, Schinken, Salatsaucen, Müslis, Wurstwaren, Milchprodukte, „Knusperbrot" und allerlei andere, harmlos klingende Produkte. Auffällig ist ein recht hoher Zuckeranteil in fettreduzierten Produkten.

Wieso wird derart viel versteckter Zucker eingesetzt?

Die Gründe für den Einsatz dieses „versteckten" Zuckers sind recht schnell erklärt. Zucker ist ein günstiger Rohstoff und zugleich ein Geschmacksträger. Diese Kombination ist für die Hersteller von Lebensmitteln ideal. Mit wenig Geld kann der Geschmack des Produkts effizient verbessert werden. Darüber hinaus wirkt der Zusatz von Zucker sich positiv auf die Konsistenz und die Haltbarkeit der Lebensmittel aus. Zusammenfassend kann Zucker also als „idealer" Zusatz aus Sicht der Lebensmittelindustrie gesehen werden.

Für den Verbraucher hingegen ist diese Praxis eher weniger optimal. Je mehr Zucker weltweit konsumiert wird, desto mehr Menschen werden fettleibig. Die mit dem Übergewicht einhergehenden Erkrankungen, die somit indirekt ebenfalls auf den starken Zuckerkonsum zurückgehen, sind gemeinhin als „Zivilisationskrankheiten" bekannt. Wer dem Übergewicht entgehen möchte, sollte sich also nicht vorschnell auf das Fett als Sündenbock einschießen. Die Problematik ist im Zucker zu finden – nicht im Fett, das vielfach als grundsätzlich zu verteufeln dargestellt wird.

Der Wandel hin zur Zuckergesellschaft

Ein bekannter Kritiker des weltweit hohen Zuckerkonsums ist Prof. Robert Lustig von der University of California in San Francisco. Der Wissenschaftler stellte fest, dass sich die Herkunft der aufgenommenen Kalorien in den letzten Jahrzehnten stark verändert hat – parallel dazu stieg die Rate der Übergewichtigen immer weiter an. In früheren Zeiten – als Übergewicht ein seltenes Phänomen war – stammten drei bis vier Prozent der aufgenommenen Kalorien aus Zucker. Heute hingegen nehmen die Menschen fünfzehn bis achtzehn Prozent ihrer Kalorien in Form von Zucker auf. Zucker liefert dem Körper kaum verwertbare

Nährstoffe. Es handelt sich also weitestgehend um „leere Kalorien". Das Hungergefühl wird durch den aufgenommenen Zucker somit nicht gesättigt, was dazu führt, dass trotz der aufgenommenen Kalorien weiter gegessen wird. Die überschüssigen Kalorien, die in Form des Zuckers aufgenommen wurden, werden vom Körper als Fettzellen eingelagert. Sie stellen eine Energiereserve dar, die in schlechten Zeiten angezapft werden kann. Da derartige Zeiten heutzutage nicht zu erwarten sind und der durchschnittliche Mensch immer weiter Zucker verzehren wird, wächst die Reserve mehr und mehr – bis hin zur Adipositas. Am kritischsten sind die Zuckerzusätze in vermeintlich gesunden Produkten zu sehen. So entpuppt sich eine Salatsauce, die in guter Absicht gekauft wird, als fettmachende Angelegenheit. Wer sich gesund ernähren und seiner Figur etwas Gutes tun will, stolpert allzu oft über diese versteckten Zuckerzusätze in fertigen Produkten.

Erste Lehren

Nicht der Verzicht auf Fett, sondern der Verzicht auf Zucker wird im Kampf gegen das Übergewicht helfen. Je höher entwickelt ein Land ist, desto höher liegt der Zuckerverbrauch pro Person pro Jahr. In der jüngsten Vergangenheit haben auch Menschen in mächtigen Positionen begriffen, dass die gepredigten Ernährungsweisheiten nur marginale Schnittmengen mit einer tatsächlich anzustrebenden Ernährung aufwiesen. Die USA, die am stärksten von der Fettleibigkeit betroffen sind und den höchsten Zuckerkonsum weltweit aufweisen, haben nun auf die Erkenntnisse reagiert und eine „Zuckersteuer" eingeführt. Die angesprochenen tückischen Produkte, die Zuckerzusätze enthalten, obwohl der Verbraucher dies niemals erahnen wird, werden dort nun besteuert. So soll dem zunehmenden Zuckerkonsum und dem damit einhergehenden Übergewicht entgegengewirkt werden.

Kapitel 2

Gesunde Ernährung:
Was sollen wir essen?

Der Vorsatz, sich gesund ernähren zu wollen, ist schnell gefasst. Weitaus schwerer ist es, diesen auch in die Tat umzusetzen. Hierzu bedarf es neben einiger Selbstdisziplin auch grundlegender Kenntnisse über die Zusammensetzung der menschlichen Nahrung. Selbst wenn du absolut diszipliniert bist und in guter Absicht nur scheinbar gesunde Dinge isst – ohne Kenntnisse in der Ernährungslehre wirst du kläglich scheitern. Generell ist es nicht leicht, „gesunde" Ernährung zu definieren.

Die meisten Menschen werden vermuten, dass viel Obst und Gemüse zu einer gesunden Ernährung zählen. Das Wissen, das in der Bevölkerung herrscht, beruht im seltensten Fall auf wissenschaftlichen Fakten. Letztendlich verbreitet sich die Vorstellung einer gesunden Ernährung über das „Hörensagen" und über die Medien. Das folgende Kapitel soll diese Wissenslücke schließen und darüber aufklären, was unter einer „gesunden" Ernährung zu verstehen ist.

Zunächst ist die Begrifflichkeit „gesund" zu erläutern. Der Begriff definiert sich in Abgrenzung zum kranken Zustand. Demnach müsste es eine „gesunde" und eine „kranke" Ernährung geben – was nicht der Fall ist. In Fachkreisen wird aus diesem Grund eher von einer „ausgewogenen" Ernährung als von einer gesunden gesprochen. Die Begrifflichkeit der ausgewogenen Ernährung impliziert, dass ein ausgewogenes Verhältnis der verschiedenen Ernährungsbestandteile, der Mikro- und Makronährstoffe besteht. Nun gilt es jedoch, dieses ausgewogene Verhältnis festzulegen.

Glücklicherweise existieren in den meisten westlichen Ländern Institutionen, die die neueste wissenschaftliche Erkenntnislage zusammenfassen und hieraus Vorschläge und Empfehlungen für die Allgemeinbevölkerung ableiten. In Deutschland werden diese Empfehlungen durch die „Deutsche Gesellschaft für Ernährung - DGE" gegeben, in Österreich durch die „Österreichische Gesellschaft für Ernährung - ÖGE". Diese Gesellschaften beraten sowohl auf ihrer Internetpräsenz, als auch vor Ort recht anschaulich über alle ernährungsrelevanten Thematiken. Im Folgenden wird ausschließlich auf Inhalte der „DGE" hingewiesen.

Für den interessierten Laien sind besonders der „Ernährungskreis" und die „Zehn Tipps für eine ausgewogene Ernährung" von Bedeutung. Mit Hilfe dieser Erläuterungen und Empfehlungen ist es recht einfach möglich, einen ausgewogenen Ernährungsplan zu erstellen. Letztendlich verfahren auch „professionelle" Ernährungsberater nicht anders.

Der Ernährungskreis – eine erste Orientierung

Der angesprochene Ernährungskreis der „Deutschen Gesellschaft für Ernährung" bietet eine erste Orientierung im Bereich der verschiedenen Lebensmittel. So erfährst du, welche Lebensmittel zu welchen Gruppen gehören und wie hoch der Anteil dieser jeweiligen Gruppen an deiner Kalorienaufnahme sein sollte. Im Ernährungskreis, der recht populär ist und bereits in Kindergärten präsentiert wird, werden sieben verschiedene Lebensmittelgruppen erfasst. Die Anteile dieser Lebensmittelgruppen am Ernährungskreis sind nach ihrer Bedeutung für die menschliche Ernährung festgelegt – je größer der Anteil am Kreis, desto mehr solltest du täglich von dieser Gruppe zu dir nehmen.

Wer sich gesundheitsbewusst ernähren möchte, sollte den Ernährungskreis zumindest seinem Prinzip nach verstehen. Die folgenden sieben Lebensmittelgruppen sind vertreten:

Gruppe 1: Getreide, Getreideprodukte, Kartoffeln

Gruppe 2: Gemüse und Salat

Gruppe 3: Obst

Gruppe 4: Milch und Milchprodukte

Gruppe 5: Fleisch, Wurst, Fisch und Eier

Gruppe 6: Öle und Fette

Gruppe 7: Getränke

Prinzipiell gilt, dass Lebensmittel aus allen sieben Gruppen konsumiert werden sollten. Hierbei müssen jedoch gewisse Regeln eingehalten werden, um die Standards einer ausgewogenen Ernährung erfüllen zu können.

Du solltest entlang des durch den Kreis vorgegebenen Mengenverhältnisses wählen. Die Getränke stellen die größte Gruppe dar. Täglich sollten mindestens eineinhalb Liter Flüssigkeit aufgenommen werden. Energiefreie oder -arme Produkte – vorrangig Wasser – sind zu bevorzugen. Die Flüssigkeit ist nötig, um deine Körperfunktionen aufrechterhalten zu können. Dein Körper ist täglich auf Wasser angewiesen, um nicht zu dehydrieren. Führst du deinem Körper nicht genügend Flüssigkeit zu, wird deine Leistungsfähigkeit in sämtlichen Bereichen enorm sinken. Bei extremem Wassermangel kann es sogar zum Verdursten kommen.

Es folgt die Gruppe „Getreide, Getreideprodukte, Kartoffeln". Die dieser Gruppe zuzurechnenden Lebensmittel stellen die Basis für eine ausgewogene Ernährung dar, da sie große Mengen an Kohlenhydraten liefern. Kohlenhydrate sind essentiell für die Energiever-sorgung des Körpers. Aus diesem Grund sollte unter normalen Umständen nicht an Lebensmitteln aus dieser

Gruppe gespart werden. Für Erwachsene empfiehlt die „Deutsche Gesellschaft für Ernährung" eine Zufuhrmenge von vier bis sechs Scheiben Brot oder drei bis fünf Scheiben Brot und 50 bis 60 Gramm Getreideflocken. Zusätzlich wird der Verzehr von einer Portion Kartoffeln, einer Portion Nudeln oder einer Portion Reis empfohlen. Generell sind Vollkornprodukte gegenüber Erzeugnissen aus Weißmehl zu bevorzugen.

Die drittgrößte Gruppe in der menschlichen Ernährung stellt die Gruppe „Gemüse und Salat" dar. Die DGE rät zu mindestens drei Portionen Gemüse am Tag. Hinsichtlich der Obst- und Gemüsezufuhr wurden von der DGE jedoch separate Richtlinien verfasst, die zu einem späteren Zeitpunkt detailliert betrachtet werden. Aus der Gruppe „Obst" wird eine Zufuhr von mindestens zwei Portionen pro Tag für angemessen gehalten.

Milch- und Milchprodukte nehmen im Ernährungskreis eine größere Rolle ein, als die meisten Menschen vermuten würden. In vielen Haushalten hat sich die Meinung durchgesetzt, Milch- und Milchprodukte wären grundsätzlich ungesund. Hierbei handelt es sich schlichtweg um eine Fehlinformation. Im Rahmen des In-Mode-Kommens der Laktoseintoleranz erhielten Milchprodukte ein schlechtes Image. Dies geschah jedoch zu Unrecht. Korrekt ist, dass die wenigsten Menschen Laktose-intolerant sind. Milch und Milchprodukte liefern indes einen wichtigen Beitrag zur Gesunderhaltung des menschlichen Körpers. Milch enthält zahlreiche Substanzen, die für die Gesundheit förderlich sind – bekannt ist vor allem das Kalzium, das „die Knochen stärkt". Es sei also wärmstens empfohlen, die alte Richtlinie „Milch ist gut für Knochen und Gesundheit, also greife zu" zu befolgen. Die „Deutsche Gesellschaft für Ernährung" empfiehlt den täglichen Verzehr von Milchprodukten. Jeden Tag sollen 200 bis 250 Gramm fettarme Milch und Milchprodukte, sowie zwei Scheiben fettarmer Käse verzehrt werden. An diesem Beispiel lässt sich gut festmachen, dass modische

Trends häufig nur geringe Schnittmengen mit der tatsächlichen Wahrheit aufweisen. Im Bereich der Ernährung entstehen in regelmäßigen Abständen neue Trends, die in der Regel kritisch zu betrachten sind. Vertrauen Sie auf evidenzbasierte Ratschläge aus der Wissenschaft und nicht auf den Rat eines hippen Magazins. Einen weitaus geringeren Teil als gemeinhin geschätzt nehmen tierische Produkte ein. Diese sind lediglich als Ergänzung der eigentlichen Mahlzeiten zu sehen. Selbstverständlich ist es nicht empfehlenswert, Vegetarier zu werden – diese verzichten freiwillig auf wichtige Nährstoffe. Dennoch sollten Fisch- und Fleischkonsum in aller Regel eingeschränkt werden. Die DGE empfiehlt eine wöchentliche Zufuhr von 300 bis 600 Gramm fettarmem Fleisch und fettarmer Wurst, einer Portion fettarmem Seefisch, einer Portion fettreichem Seefisch und bis zu drei Eiern pro Woche. Verarbeitete Eier sind hier mitgezählt. Diese Richtlinien weichen in den meisten Haushalten stark von der Realität ab – ein Punkt, an dem du ansetzen kannst, wenn du deine Ernährung verändern willst.

Die letzte und weitaus kleinste Gruppe stellen die „Öle und Fette" dar. Diese sind für die menschliche Ernährung und Gesundheit durchaus von Bedeutung, sollten jedoch in eher geringen Mengen zugeführt werden. Die Empfehlung liegt hier bei zehn bis fünfzehn Gramm Öl oder fünfzehn bis 30 Gramm Margarine oder Butter pro Tag. Bezugnehmend auf das erste Kapitel kann hier gesehen werden, dass die auf wissenschaftlichen Fakten basierenden Empfehlungen stark von denen der Fett-Kritiker abweichen. Mit diesen ersten Empfehlungen und Richtlinien kannst du bereits etwas Ordnung in deine Ernährung bringen und dir eine ungefähre Vorstellung von der Zusammenstellung eines ausgewogenen Ernährungsplans machen. Die DGE gibt jedoch noch weit umfangreichere Ratschläge. Diese sind in den „Zehn Regeln" zusammengefasst. Wer diese zehn Regeln befolgt, ernährt sich nach wissenschaftlichen Erkenntnissen vollwertig und ausgewogen – eine derartige Ernährung sollte also angestrebt werden.

Die 10 Regeln der DGE

Wenn du dich bereits näher mit Ernährung befasst hast, wirst du im Internet mindestens einmal auf die zehn Regeln gestoßen sein. Sie werden häufig zitiert und von einigen Seiten auch kritisiert. Letztendlich stellen sie die „Richtschnur" einer ausgewogenen Ernährung dar. Sicherlich erheben sie keinen Anspruch der Allerhabenheit – dennoch ist es sinnvoll, sich an diesen Regeln zu orientieren.

Regel 1: Die Lebensmittelvielfalt genießen

Dieser Punkt ist in zweierlei Hinsicht zu interpretieren. Zum einen ist hier auf den Ernährungskreis zu verweisen – für eine ausgewogene Ernährung solltest du aus allen sieben Gruppen wählen. Es ist jedoch ebenfalls bedeutsam, innerhalb der Gruppen zu variieren. Wer jeden Tag die gleichen Lebensmittel verzehrt, wird letztendlich keine Freude an seiner Ernährung mehr haben, was sich negativ auf die Gesundheit auswirken kann. Zudem kann eine immer gleiche Ernährung nicht alle Nährstoffe in einem ausgewogenen Maß liefern. Am Beispiel des Obstes ist dies leicht zu erkennen: Die verschiedenen Früchte liefern die verschiedenen Vitamine in sehr unterschiedlichen Mengen. Sei also abwechslungsreich bei der Auswahl deiner Nahrungsmittel und orientiere dich an den im Ernährungskreis genannten Gruppen.

Regel 2: Viele Getreideprodukte und Kartoffeln

Getreideprodukte und Kartoffeln liefern große Mengen an Kohlenhydraten, Ballaststoffen, Vitaminen, Mineralstoffen und sekundären Pflanzenstoffen. Die Kohlenhydrate sind der Hauptenergielieferant. Ballaststoffe hingegen wirken „füllend" und unterstützen die Verdauung. Sie sind ein wichtiger, jedoch häufig vernachlässigter, Bestandteil der menschlichen Ernährung. Viele ernährungsbedingte und ernährungsmitbedingte Erkrankungen könnten bei einer ausreichenden Aufnahme von Ballaststoffen verhindert werden. Pro Tag sollten mindestens 30 Gramm dieser Ballaststoffe zugeführt werden. Haferflocken, Weizenkleie und ähnliche Produkte bieten sich hier als Lieferanten an.

Regel 3: Gemüse und Obst – „Nimm 5"

Im weiteren Verlauf dieses Kapitels wird diese dritte Regel der DGE näher betrachtet werden. Vorab: Es wird empfohlen, mindestens fünf Portionen Obst und Gemüse pro Tag zu verzehren. Allgemein bekannt ist, dass diese Lebensmittel viele wichtige Nährstoffe liefern. Welche weiteren Vorteile sich bieten und wie die Zufuhr optimalerweise gewährleistet werden kann, erfährst du am Ende des Kapitels.

Regel 4: Täglich Milch und Milchprodukte; ein- bis zweimal in der Woche Fisch; Wurst und Eier nur in Maßen

Diese recht lange Regel fasst letztendlich die Zufuhrempfehlungen zweier Gruppen aus dem Ernährungskreis zusammen. Hier lassen sich also keine neuen Erkenntnisse gewinnen.

Regel 5: Wenig Fett und fettreiche Lebensmittel

Bereits im ersten Kapitel wurde die Thematik des Fetts behandelt. Letztendlich konnte geklärt werden, dass eine stark fettreduzierte Ernährung nicht sinnvoll ist, wenn das Gewicht reduziert werden soll, da der Zucker die Hauptursache des Problems ist. Die vierte Regel der DGE besagt nun allerdings, dass nur wenig Fett aufgenommen werden sollte. Hier besteht jedoch kein Widerspruch: Der Fettbedarf des menschlichen Körpers muss jeden Tag gedeckt werden. Darüber hinaus sollte jedoch kein weiteres Fett aufgenommen werden. Ob dies nun viel oder wenig Fett ist, obliegt der persönlichen Meinung. Objektiv lässt sich sagen, dass die tägliche Zufuhrmenge – abhängig von den individuellen Voraussetzungen – bei 60 bis 80 Gramm liegen sollte. Selbstverständlich sollte darauf geachtet werden, hochwertige Fette aufzunehmen.

Regel 6: Zucker und Salz in Maßen

Die Zufuhrempfehlungen für Zucker wurden bereits ausführlich besprochen. Beinahe jeder Mensch konsumiert täglich weit mehr Zucker als ihm guttun würde. Es ist vor allem wichtig, auf Süßigkeiten und andere offensichtlich zuckerhaltige Produkte zu verzichten und auf versteckten Zucker zu achten. Ähnliches gilt für das Salz. Wer enorm viel Salz aufnimmt, steigert das Risiko für Übergewicht und Herz-Kreislauf-Erkrankungen. Hierbei ist zu erwähnen, dass beinahe jeder Mensch in der westlichen Welt seinen Salzbedarf um ein Vielfaches überschreitet. Auch hierfür ist „verstecktes" Salz verantwortlich. Vor allem Fertiggerichte sind enorm salzreich und decken teilweise den gesamten Tagesbedarf in einer Mahlzeit ab.

Regel 7: Reichlich Flüssigkeit

Ebenfalls bereits mit dem Ernährungskreis abgedeckt – du solltest täglich mindestens eineinhalb Liter Flüssigkeit aufnehmen. Bevorzuge Wasser, da dieses keine versteckte Energie enthält. Vermeiden solltest du „Softgetränke". Limonade und Cola enthalten große Mengen Zucker. Selbst wenn du dich ansonsten ausgewogen ernährst, wirst du niemals eine „gesunde" Ernährungsweise erreichen, wenn du ständig Softgetränke konsumierst. Auch Diäterfolge werden häufig durch den Konsum dieser Getränke zerstört.

Regel 8: Schonend zubereiten

Alle Lebensmittel sollten schonend zubereitet werden. Konkret bedeutet dies, eine längere Garzeit in Kauf zu nehmen. Bei niedrigen Temperaturen über einen längeren Zeitraum gegarte Lebensmittel enthalten mehr wertvolle Inhaltsstoffe als solche, die schnell durcherhitzt wurden.

Zudem wird der natürliche Geschmack so besser enthalten und die Entstehung schädlicher chemischer Verbindungen reduziert.

Regel 9: Sich Zeit nehmen und genießen

Für die Aufnahme deiner Nahrung solltest du dir Zeit lassen. Schlingst du das Essen schnell herunter, wird das Sättigungsgefühl erst verspätet eintreten – dies führt dazu, dass du effektiv mehr Energie aufnehmen wirst, als du benötigst. Zudem ist das „Zeitnehmen und Genießen" aus psychologischer Sicht bedeutsam, um ein gesundes Verhältnis zum Essen aufzubauen. Wer sich daran gewöhnt, wenig Zeit für das Essen aufzuwenden, wird eher dazu neigen, den Wert dieser Tätigkeit abzuschätzen und Vorsätze bezüglich einer ausgewogenen Ernährung über Bord zu werfen.

Regel 10: Auf das Gewicht achten und in Bewegung bleiben

Übergewicht fördert die Entstehung zahlreicher Erkrankungen. Vor allem das stoffwechselaktive Bauchfett ist kritisch zu sehen. Neben der Ernährung sind Bewegung und Sport die wichtigsten Faktoren bei der Kontrolle des eigenen Körpergewichts. Neben der ausgewogenen Ernährung solltest du also vor allem darauf achten, dich ausreichend zu bewegen und moderat Sport zu betreiben.

Nachdem du nun einen detaillierten Einblick in die Faktoren einer ausgewogenen Ernährung gewonnen hast, erfährst du mehr über die Bedeutung von Obst und Gemüse und die Gedanken hinter der „Nimm 5" Regel.

Die meisten Menschen lernen bereits als kleine Kinder, dass es von großer Bedeutung ist, Obst und Gemüse zu verzehren. Bei den wenigsten entwickelt sich – besonders in Hinblick auf das Gemüse – ein Verständnis für diese Annahme. Solltest auch du zur Gruppe der Menschen gehören, die Gemüse wenig abgewinnen können, werden die folgenden Ausführungen dich vielleicht dazu bringen können, dennoch öfter zuzugreifen. Letztendlich stellen Obst und Gemüse seit Urzeiten eine wichtige Ernährungsquelle für den Menschen dar. Sie sind reich an Vitaminen und sonstigen Nährstoffen und tragen damit zu einer korrekten Arbeitsweise des menschlichen Körpers bei. Die im letzten Jahrtausend verbreitete Annahme, Vitamine seien ein wahres Allheilmittel ist mittlerweile zwar widerlegt, dennoch ist die Bedeutung dieser Stoffe für die menschliche Gesundheit nicht abzustreiten.

Die Bedeutung von Obst und Gemüse kann jedoch nicht alleine auf den hohen Gehalt an Vitaminen zurückgeführt werden. Zusätzlich zu diesem überzeugen sie vor allem durch ein beinahe ideales Verhältnis ihrer verschiedenen Inhaltsstoffe zueinander. So enthalten sie neben den genannten Vitaminen auch Mineralstoffe, Ballaststoffe und sog. sekundäre Pflanzenstoffe. All diese Stoffe sind wichtige Bestandteile der menschlichen Ernährung. Besonders bezüglich der sekundären Pflanzenstoffe muss erwähnt werden, dass ihre Bedeutung lange Zeit unterschätzt wurde. Erst in der jüngsten Vergangenheit konnten die zahlreichen positiven Effekte, die sie mit sich bringen, entdeckt werden. So wirken sie entzündungshemmend und teilweise antibakteriell. Auch das Risiko bestimmter Herz-Kreislauf- und Krebserkrankungen kann durch sie gesenkt werden. Die Bandbreite der mit Obst und Gemüse aufgenommenen Stoffe ist also sehr groß – die Effekte dadurch zahlreich. Dennoch verzehren die Deutschen zu wenig Lebensmittel aus dieser „Gruppe". Die DGE empfiehlt eine jährliche Zufuhr von 237 Kilogramm, wobei zwei Drittel durch Gemüse und ein Drittel durch Obst gedeckt werden sollten. Der durchschnittliche Deutsche und Österreicher nimmt lediglich 200 Kilogramm auf und deckt diese zu 60 Prozent durch Obst. Hier besteht also ein recht großes Verbesserungspotential.

Als weitere Tipps lassen sich anführen, dass regionale und saisonale Produkte bevorzugt werden sollten. Diese werden in der Regel unter natürlichen Bedingungen gezüchtet. Zudem bietet es sich an, Bio-Produkte zu kaufen, da hier keine gesundheitsschädlichen Pestizide und andere derartige Stoffe zum Einsatz kommen. Besonders Sportler und faule Menschen kommen zudem auf die Idee, den Konsum von Obst und Gemüse durch Vitaminpillen ersetzen zu können – eine fatale Idee. Hiermit wird der individuelle Bedarf entweder nicht gedeckt oder weit überschritten. Zudem fehlen die anderen Inhaltsstoffe des Obstes und Gemüses. Werden diese ebenfalls mit Pillen substituiert, können die natürlichen relativen Anteile der jeweiligen Stoffe nicht erreicht werden. Des Weiteren sind diese künstlichen Vitamine den natürlichen in der Regel unterlegen.

Kapitel 3

Zucker – Die Basics

In der allgemeinen Bevölkerung herrscht eine relativ ausgeprägte Unkenntnis darüber, was Zucker eigentlich ist. Auf herkömmlichen Lebensmittel Packungen wird der Zucker regelmäßig den Kohlenhydraten zugeordnet: „x Gramm Kohlenhydrate, davon y Gramm Zucker". Grundsätzlich gilt, dass Kohlenhydrate Makronährstoffe sind, die sich aus Zuckermolekülen zusammensetzen. Unter „Zucker" ist in diesem Fall jedoch nicht unbedingt der klassische Haushaltszucker zu verstehen.

Wie du aus dem Ernährungskreis und den zehn Regeln der DGE bereits erfahren hast, gewinnt der Mensch die meiste Energie durch die Aufnahme von Kohlenhydraten. Diese stellen also gewissermaßen den Treibstoff des menschlichen Körpers dar.

Wie du höchstwahrscheinlich auch weißt, schmecken nicht alle kohlenhydratreichen Lebensmittel süß oder nach Zucker. Dennoch sind überall Zuckermoleküle enthalten. Dieses Paradoxon lässt sich mit der unscharfen Begriffsdefinierung des Zuckers erklären. Es existieren Einfach-, Zweifach- und Vielfachzucker. Zu den Einfachzuckern zählen als wichtigste Vertreter die Glukose, gemeinhin auch als Traubenzucker bekannt, und die Fructose – der Fruchtzucker. Diese Einfachzucker werden fachsprachlich als Monosacharide bezeichnet.

Die Gruppe der Zweifachzucker tritt im Alltag vor allem durch den Haushaltszucker, den Malz- und den Milchzucker in Erscheinung. Der „Haushaltszucker" – korrekt: Saccharose – ist der Stoff, den du als Zucker kennst. Die vorgestellten Einfach- und Zweifachzucker sind in aller Regel bloße Energielieferanten, die keinerlei Nährstoffe mit sich bringen. Sie enthalten also zahlreiche „leere Kalorien" und begünstigen somit die Entstehung von Übergewicht. Da keine Nährstoffe enthalten sind, setzt trotz der hohen Kalorienzahl kein Sättigungsgefühl ein. Eine Ausnahme stellt die Fructose dar, da sie auch in Obst enthalten ist. Dieses liefert neben der Fructose zahlreiche Vitamine und andere Nährstoffe und sorgt für ein Sättigungsgefühl. Ansonsten gilt jedoch, dass Ein- und Zweifachzucker in einer ausgewogenen Ernährung keinen Platz finden. Sie lassen den Blutzuckerspiegel schnell und stark in die Höhe schießen – kurzum: zahlreiche negative, keinerlei positive Effekte.

Mehrfachzucker, die sog. Polysaccharide, gehören in jeden Ernährungsplan. Sie finden sich vor allem in Getreide, Vollkornprodukten, Kartoffeln und Hülsenfrüchten. Der wichtigste Vertreter dieser Gruppe ist die Stärke. Wahrscheinlich war dir bisher nicht bewusst, dass auch diese zur Gruppe der Zucker gehört. Letztendlich ist ein „Zucker sollte gemieden werden" also deutlich zu undifferenziert. Vielmehr sollte es heißen „Mono- und Disaccharide mit Ausnahme der Fructose sollten gemieden werden". Falls dir dies zu kompliziert erscheint, kannst du es auch auf „Meide Haushaltszucker" herunterbrechen.

Die Tatsache, dass Polysaccharide einer ausgewogenen Ernährung nicht abträglich sind, liegt vor allem darin begründet, dass sie in der Regel in sehr ballast- und nährstoffreichen Lebensmitteln enthalten sind und im Körper erst zu Monosacchariden zerlegt werden müssen, bevor sie in die Blutbahn gelangen. Aus diesem Umstand ergibt sich, dass sie den Blutzuckerspiegel nur sehr langsam ansteigen lassen. Ein langsamer Anstieg des Blutzuckerspiegels ist gewünscht, da so ein anhaltendes Sättigungsgefühl erreicht wird. Physiologisch ist dies dadurch zu erklären, dass der menschliche Körper es anstrebt, ein bestimmtes Level an Blutzucker zu erreichen bzw. zu halten. Dies ist notwendig, um lebenswichtige Funktionen aufrechterhalten zu können. Sinkt der Blutzuckerspiegel unter ein bestimmtes Niveau, beginnt die Leber mit der Produktion von Glucose. Dies geschieht über den Abbau des Stoffs Glykogen. Bleibt der Blutzuckerspiegel über einen längeren Zeitraum sehr niedrig – was auf Hungerperioden schließen lässt – beginnt der Abbau von körpereigenen Eiweißen, die in der Leber zu Glucose umgewandelt werden. Das Eiweiß, das abgebaut wird, stammt dabei aus der körpereigenen Muskulatur. Um diesen recht unschönen Zustand zu vermeiden, tritt ein Hungergefühl ein, wenn der Blutzuckerspiegel sinkt. Dies soll zum Essen animieren, was letztendlich in einem Anstieg des Blutzuckerspiegels resultiert. Werden Mehrfachzucker (Polysaccharide) aufgenommen, können diese zwar erst nach ihrer Zerlegung verwertet werden, sorgen jedoch für einen moderaten Anstieg des Blutzuckerspiegels, der dieses Niveau anschließend über einen längeren Zeitraum hält. Einfach- und Zweifachzucker hingegen können quasi sofort verwertet werden und lassen den Blutzucker rasant ansteigen – anschließend fällt er sehr schnell genauso stark ab, was bei vielen Menschen zu Heißhungeranfällen führt.

Diese kleine Exkursion in die Welt der Biologie, Biochemie und Physiologie sollte aufzeigen, warum der Konsum von Einfach- und Zweifachzuckern unterlassen werden sollte und weshalb eine Differenzierung der Begrifflichkeit „Zucker" notwendig ist.

Des Weiteren muss erwähnt werden, dass die „Furcht" vor Kohlenhydraten in der Regel unbegründet ist. Genauso wie die Pauschalisierung „Fett macht fett" deckt die Pauschalisierung „Kohlenhydrate machen dick" sich nicht mit der Realität.

Menschen, die sich zum Beispiel ausschließlich nach den Regeln des „Low Carb"-Trends ernähren, ernähren sich keineswegs ausgewogen. Sie provozieren so vielmehr eine Mangelernährung, die der Gesundheit abträglich ist und so auch nicht sonderlich zum Abnehmen beiträgt.

Hier gilt es, eine ausgewogene Ernährungsweise zu finden. Wenn du viel zu viele Kohlenhydrate zu dir nimmst, ist es wiederum auch nicht gut für dich. „Low Carb" beispielsweise kann auch – in der korrekten Anwendung und „Dosierung" - helfen, von zu vielen Kohlenhydraten loszukommen. Als Einstiegshilfe sozusagen.

Der Effekt dieser Diäten beruht auf einer Funktion, die die Kohlenhydrate im menschlichen Körper einnehmen. Sie sind an der Regulierung des Stoffwechsels von Proteinen und Fetten beteiligt. In dieser Rolle sorgen sie dafür, dass Proteine und Fette zum Aufbau von Körpermasse genutzt werden können. Unter „Körpermasse" sind hierbei sowohl Muskeln, als auch Fett zu verstehen. Wer vollständig auf Kohlenhydrate verzichtet, macht den Stoffwechsel der Proteine und Fette also ineffektiver und sorgt dafür, dass diese nur schlecht für den Aufbau von Körpermasse eingesetzt werden können. Empfehlenswert ist der vollständige Verzicht auf Kohlenhydrate für niemanden.

Die meisten Lebensmittel, die Kohlenhydrate in Form von Mehrfachzuckern enthalten, sind reich an Vitaminen, Ballaststoffen, sekundären Pflanzenstoffen und anderen wertvollen Nährstoffen. Zudem ist der Körper nur leistungsfähig, wenn er ausreichend mit Kohlenhydraten versorgt ist, da diese die Hauptenergielieferanten sind.

Als interessierter Leser wirst du dir sicher die Frage stellen, warum dieses Buch dir weismachen möchte, Traubenzucker sei „schlecht" und absolut nicht empfehlenswert. Wahrscheinlich hast du von deinen Eltern, Lehrern, Bekannten, Freunden oder aus der Werbung gelernt, dass Traubenzucker die Leistungsfähigkeit steigert und eine optimale Hilfe bei schweren Prüfungen ist. War all das gelogen?

Vereinfacht gesagt: Ja. Es ist zwar korrekt, dass Traubenzucker sehr schnell sehr viel Energie bereitstellt. Wie du den vorhergehenden Ausführungen entnehmen kannst, zählt Traubenzucker zu den Monosacchariden.

Diese gehen sofort ins Blut über und sorgen für einen steilen Anstieg des Blutzuckerspiegels – eine gewaltige Menge Energie steht zur Verfügung. Leider ist dies zu viel des Guten. Diese großen Energiemengen können nicht genutzt werden. Der Körper ist zudem – wie bereits mehrfach erwähnt – bestrebt, den Blutzuckerspiegel mehr oder minder konstant auf einem angemessenen Niveau zu erhalten. Zur Regulation wird dafür gesorgt, dass der Spiegel schnell wieder stark absinkt. Deine Leistungsfähigkeit ist dahin und der Körper verlangt erneut nach Zucker, um den Blutzuckerspiegel wieder ins Gleichgewicht zu bringen. In Prüfungssituationen kann es dadurch sogar zu Konzentrationsstörungen kommen. Auch der gelobte Traubenzucker ist also nichts anderes als ein Einfachzucker, der massig leere Kalorien enthält, den Blutzucker in die Höhe treibt und auf Dauer fett macht.

Bei der Auswahl deiner Lebensmittel ist es durchaus sinnvoll, die enthaltenen Inhaltsstoffe und Nährwertangaben zu prüfen. Du solltest dich jedoch nicht von einem hohen Gehalt an Kohlenhydraten abschrecken lassen. Bei der Angabe „x Gramm Kohlenhydrate, davon y Gramm Zucker" solltest du vor allem auf den Zuckergehalt schauen. Die verwendete Ausdrucksweise, durch die Kohlenhydrate und Zucker explizit unterschieden werden, ist sehr verbraucherfreundlich, da so eine Differenzierung zwischen den durchaus empfehlenswerten Zuckern – den Kohlenhydraten – und den eher weniger empfehlenswerten Zuckern – „Zucker" – gemacht wird. Der Zuckergehalt der Lebensmittel sollte in jedem Falle gegen Null tendieren. In der Praxis ist dies jedoch utopisch. Du kannst dich an den Empfehlungen der „Deutschen Gesellschaft für Ernährung" und der Weltgesundheitsorganisation (WHO) orientieren. Diese empfehlen allgemein, dass Frauen nicht mehr als 50 Gramm und Männer nicht mehr als 65 Gramm Zucker pro Tag aufnehmen sollten.

Letztendlich sollte das in diesem Kapitel vermittelte Wissen in Kombination mit den im zweiten Kapitel vorgestellten

Empfehlungen der „Deutschen Gesellschaft für Ernährung" dazu führen, dass du ein differenziertes Bild dessen erhältst, was deine Nahrung ausmacht. Äußerlich ist für dich nur ein Stück Fleisch oder ein Apfel zu sehen. Diese Lebensmittel enthalten jedoch zahlreiche verschiedene Stoffe, die im Körper vollkommen unterschiedliche Wirkungen entfalten. Eine ausgewogene Ernährung sollte eine Aufnahme all dieser Stoffe anstreben. Mit Hilfe dieser vielen verschiedenen Inhaltsstoffe der Nahrung lässt sich auch erklären, warum einseitige Ernährungsformen, wie sie zurzeit immer beliebter werden, hochgradig ungesund sind. Die Nährstoffe entfalten Wirkungen im Körper. Sie interagieren mit körpereigenen Stoffen und miteinander, sie regulieren Prozesse im Körper und beeinflussen damit letztendlich die Körperfunktionen. Fehlen nun Nährstoffe, oder sind zu viele vorhanden, hat dies Auswirkungen auf den Körper. Im schlechtesten Falle werden diese durch Krankheiten sichtbar. In der überwiegenden Mehrzahl der Fälle kann zunächst ein Anstieg des Gewichts, genauer des Körperfettes, beobachtet werden. Um derartigen Konsequenzen zu entgehen, sollte ein fundiertes Wissen über die Wirkungen des Essens im Körper vorhanden sein.

Zucker, wie er im Haushalt vorhanden ist, erfüllt im Körper lediglich die Aufgabe des Energielieferanten. Bildlich gesprochen kann gesagt werden, dass der Zucker diesen Job schlecht erfüllt. Es gibt bessere Alternativen, namentlich die Mehrfachzucker, die die Aufgabe des Energielieferanten wesentlich effektiver erfüllen können.

Wie in allen Bereichen des Lebens sind auch hinsichtlich der Ernährung Vereinfachungen nicht immer zielführend. Es wäre somit falsch, Zucker als den personalisierten Teufel zu sehen. Im folgenden Kapitel erfährst du daher mehr über die Auswirkungen, die der Zucker auf deinen Körper und deine Gesundheit hat – sowohl über die positiven, als auch über die negativen.

Kapitel 4

Zucker – Ein Feind für den Körper?

Zunächst ist zu sagen, dass Zucker keineswegs schädlich ist. Sofern er in Maßen genossen wird, trägt er essentiell zur Aufrechterhaltung der Körperfunktionen bei. Egal ob beim Laufen, beim Sitzen oder beim Denken – immer wird Zucker benötigt. Er ist der Energielieferant des Menschen.

Der Begriff der „Energie" erscheint Laien im Zusammenhang mit dem menschlichen Körper in der Regel recht rätselhaft. Wer grundlegende Physikkenntnisse besitzt, weiß jedoch, dass für jede ausgeführte Aktion Energie benötigt wird. Dies bezieht sich nicht nur auf den menschlichen Körper, sondern auf jeden Vorgang im Universum. Die Einheit der Energie ist „Joule". Im Bereich der Ernährung konnte sich diese international gebräuchliche Einheit jedoch nicht durchsetzen – die Kilokalorie ist in Deutschland weitaus bekannter als das Kilojoule. Auf den Verpackungen der Lebensmittel sind grundsätzlich beide Angaben vorhanden.

Nun ist es recht einfach zu verstehen, dass eine Bewegung oder eine „Aktion" Energie benötigt. Der Mensch benötigt jedoch auch Energie, um überleben zu können. Selbst im Schlaf wird Energie benötigt. Die Energie, die nötig ist, um in vollkommener Ruhe, ohne jegliche Aktion überleben zu können, wird als Grundumsatz bezeichnet. Dieser Grundumsatz kann im Internet recht einfach berechnet werden. Er orientiert sich an der Körpergröße, dem Körpergewicht und dem Geschlecht. Der tatsächliche Energiebedarf ist in der Regel jedoch weitaus höher. Je aktiver ein Mensch ist, desto mehr Energie verbraucht er. Die Energie gewinnt der Mensch hauptsächlich aus Kohlenhydraten. Wie du dem vorherigen Kapitel entnehmen kannst, bestehen Kohlenhydrate aus Zuckern.

Zucker sind somit Stoffe, die absolut lebensnotwendig sind – werden sie nicht aufgenommen, wird in aller Regel nicht genügend Energie zugeführt.

Menschen, die eine Gewichtsabnahme anstreben und eine Diät durchführen, wissen, dass der Kalorienbedarf im Rahmen einer Diät bewusst nicht gedeckt wird. Im Kontext der vorherigen Worte erscheint dies bedrohlich. Prinzipiell gilt jedoch, dass der Körper sich die Energie nimmt, die er benötigt, um zu funktionieren. Wird nicht genügend Energie von außen zugeführt, greift er darauf zurück, Körpermasse zur Energiegewinnung zu verbrennen. Hieraus ergibt sich die im Rahmen der Diät gewünschte Gewichtsabnahme. Die einfache Formel „bei ungedecktem Kalorienbedarf verbrennt der Körper Fett, um ausreichend Energie zur Verfügung zu haben, ergo nehme ich ab" ist jedoch – ein weiteres Mal – zu einfach.

In jedem Falle wird der Körper dazu übergehen, Körpermasse zu verbrennen, wenn nicht genügend Energie von außen zugeführt wird. Es liegt jedoch nicht in der Macht der jeweiligen Person, zu bestimmen, ob Fett oder Muskeln verbrannt werden. Werden über einen längeren Zeitraum hinweg keine Kohlenhydrate aufgenommen, wird der Körper Muskeln abbauen, um die Proteine, aus denen die Muskeln bestehen, zu Kohlenhydraten umzubauen, die anschließend zur Energiegewinnung verbrannt werden können.

Des Weiteren kann es passieren, dass der Körper bei einem zu starken Kaloriendefizit in den Hungerzustand übergeht – in diesem passt er sich an die „Umweltumstände" an, indem er seinen Energiebedarf stark drosselt. Die Leistungsfähigkeit leidet enorm unter diesem Zustand und Diäten verlieren ihre Effektivität.

In Anbetracht all dieser Umstände erscheint es klug, täglich Zucker aufzunehmen. Betrachtest du die Empfehlungen der „Deutschen Gesellschaft für Ernährung", wirst du sehen, dass diese genau dies empfiehlt. Kohlenhydratreiche

Lebensmittel stellen nach den Getränken die zweitgrößte Gruppe im Ernährungskreis dar. Es handelt sich hierbei jedoch nicht um Lebensmittel, die den Haushaltszucker – den Stoff, den du als „Zucker" kennst – enthalten. Vielmehr handelt es sich um die Lebensmittel, die Mehrfachzucker in größeren Mengen enthalten. Letztendlich werden jedoch alle aufgenommenen Zucker in Glucose umgewandelt, die dann ins Blut übergeht.

Überhöhter und „falscher" Zuckerkonsum

Wozu ein stark überhöhter Zuckerkonsum und der Verzehr der vornehmlich „falschen" Zuckerarten führen kann, kann in beinahe jedem westlichen Land dieser Welt beobachtet werden. Die Vereinigten Staaten von Amerika stellen eine Art traurige Feldstudie dar – beinahe jeder Mensch ist übergewichtig. Chronische Erkrankungen und die leicht vermeidbaren Zivilisationsleiden nehmen in einem atemberaubenden Tempo zu. Eine – angeblich – enorm zivilisierte und hochentwickelte Gesellschaft zerstört sich durch ihre falsche Ernährung langsam aber sehr sicher selbst.

In den letzten Jahrzehnten konnte ein stetiger Anstieg des weltweiten Zuckerkonsums beobachtet werden. Nahrung ist rund um die Uhr in beinahe nicht begrenzten Mengen verfügbar. Menschen können ihr gesamtes Leben lang essen wann, was und wo sie wollen. Dem Konsum ist in keinem Bereich des täglichen Lebens eine Grenze gesetzt. Was früher als Luxus in Reinform galt, ist heute sogar für die Unterschicht alltäglich – Essen bis zur Sättigung und darüber hinaus. In den Industrienationen leiden nur sehr wenige Menschen Hunger. Der Rest kann frei zwischen einem enorm großen Angebot an Lebensmitteln wählen. Durch die immer weiter fortschreitende „Vernetzung" der Welt sind Lebensmittel aus den entferntesten Kontinenten täglich in unseren Supermärkten verfügbar. Selbstverständlich ist eine derartige Lebensweise überaus angenehm. Kaum ein Mensch verspürt Freude, wenn er sich einschränken muss und auf einen kleinen Fundus an Lebensmitteln angewiesen ist. Frühere Generationen haben von Verhältnissen, wie sie heute herrschen, nur träumen können. Diese Verhältnisse bergen jedoch einige Gefahren und Fallstricke, die gerne übersehen oder kleingeredet werden. Eine der größten Gefahren ist der Zucker. Alleine durch die schiere Masse, die heutzutage konsumiert wird, steigt der Zuckerkonsum. Während es vor nicht allzu langer Zeit nicht üblich war, bis zur Sättigung des Hungergefühls zu essen, kann der Mensch sich in der modernen Welt vor Auswahl kaum retten. „All you can eat" und andere Angebote schlagen in die gleiche Kerbe – den Konsum-Drang des modernen Menschen. Wir können es uns leisten, unbegrenzt zu konsumieren. Wer sollte uns davon abhalten? Warum sollte ich keine Mahlzeit mit 2.000 Kilokalorien zu mir nehmen, wenn ich es kann?

Die Verlockungen lauern zu jeder Uhrzeit an jedem Ort. Ein weiteres Problem besteht darin, dass die Zuckerzusätze in den Lebensmitteln steigen. Es ist nicht mehr üblich, jeden Tag selbst zu kochen. Viele Menschen greifen auf Fertiggerichte zurück, da diese schnell verfügbar, schnell zuzubereiten und schnell zu verzehren sind. Essen wird immer mehr als zeitraubendes, aber notwendiges Übel angesehen. Dieser Trend führt dazu, dass die Menschen weit weniger Wert darauf legen, was sie konsumieren, sondern nur noch darauf bedacht sind, wie sie konsumieren – möglichst schnell und ohne Verzögerungen. Der klassische Haushaltszucker ist billig und schmeckt gut – diese Vorteile machen sich die Hersteller industriellen Essens zunutze, indem sie ihn in Massen einsetzen. Das Geschmackserlebnis kann durch die Zugabe des Haushaltszuckers enorm aufgewertet werden – niemand bestreitet, dass Zucker schmackhaft ist. Dennoch ist es erschreckend zu sehen, wie stark der Zuckerkonsum des durchschnittlichen Menschen durch diese Entwicklungen gestiegen ist. Vor allem Angehörige der Unterschicht können sich keine ausgewogene Ernährung leisten. Sie haben wenig Geld zur Verfügung und sind nicht bereit, dieses in „gute" Lebensmittel zu investieren. Fertiggerichte, die häufig sehr zuckerreich sind, hingegen sind günstig und leicht verfügbar. Aus diesem Grund werden diese bevorzugt konsumiert. Fast-Food-Ketten, die sich im ganzen Land ausbreiten, tun ihr Übriges zur destruktiven Entwicklung der Ernährungsgewohnheiten der breiten Bevölkerung.

Innerhalb der letzten 50 Jahre hat sich der durchschnittliche Zuckerkonsum verdreifacht. Auch für die kommenden Jahre und Jahrzehnte wird ein weiterer Anstieg vorhergesagt. Experten rechnen damit, dass im Jahr 2024 pro Kopf im Schnitt 26,7 Kilogramm Zucker im Jahr konsumiert werden. Heute liegt dieser Wert noch bei 24,3 Kilogramm.

Schönheitsideale sind indes variabel – an verschiedenen Orten der Welt gelten verschiedene Menschen als schön. Selbst zwischen Menschen, die demselben Kulturkreis entstammen, gibt es Unterschiede hinsichtlich dessen, was als schön eingestuft wird. In früheren Jahrhunderten war das Dicksein ein Statussymbol, das Macht und Reichtum anzeigte. Nur die Oberschicht konnte sich eine reiche Ernährung essen. Wer etwas auf sich hielt, fraß so lange, bis er fett wurde. In den Ländern der westlichen Welt gelten heute eher dünne Menschen als schön. Nehmen wir an, du findest dicke Menschen ästhetisch. Wahrscheinlich wirst du in den vorherigen Seiten einen Ansporn sehen, deinen Zuckerkonsum zu steigern, um deinem Schönheitsideal zu entsprechen. Die Empfehlungen zahlreicher Experten richten sich jedoch nicht danach, die Menschen zu einem bestimmten Schönheitsideal zu zwingen. Dicke Menschen gelten in der westlichen Welt nicht nur als unästhetisch, sondern auch als krank. Über erstere Ansicht lässt sich streiten, letztere ist in der Regel jedoch korrekt.

Ein erhöhtes Körpergewicht gilt, sofern es mit einem erhöhten Körperfettanteil einhergeht und nicht aus starken Muskeln resultiert, als Risikofaktor für zahlreiche todbringende Krankheiten. In der wissenschaftlichen Welt der Medizin wird beinahe ununterbrochen über

Zivilisationskrankheiten gesprochen. Hierbei handelt es sich um Erkrankungen, die auf den westlichen Lebensstil zurückzuführen sind. Völlerei ist Teil dieses Lebensstils. Erhöhter Zuckerkonsum ist Teil dieses Lebensstils. In Anbetracht mehrerer Statistiken, die unabhängig voneinander den Zuckerkonsum, das Körpergewicht und das Auftreten der Zivilisationskrankheiten im Lauf der letzten Jahrzehnte betrachten, lässt sich eine Korrelation zwischen diesen Parametern feststellen. Untersuchungen bestätigen, dass es sich nicht nur um Zufallsfunde, sondern um kausale Zusammenhänge handelt. Wer viel Zucker konsumiert, wird dick. Wer dick wird, leidet an Zivilisationskrankheiten. Soweit, so bekannt. Doch was sind eigentlich diese „Zivilisationsleiden"? Welche Erkrankungen zählen dazu?

Heute ist die Zuckerkrankheit, Diabetes mellitus, allgegenwärtig. Kaum ein Mensch kann sich vorstellen, dass diese noch vor einigen Jahrzehnten kaum existierte. Bereits die umgangssprachliche Bezeichnung der Erkrankung – lasse es dir auf der Zunge zergehen: „Zuckerkrankheit" – deutet den Zusammenhang zwischen Zucker und dieser Erkrankung an.

Die Menschen sind recht gut darin, ihre Mitverantwortung für ihre Erkrankungen zu leugnen. Der Herzinfarkt soll darauf zurückzuführen sein, dass ich 50 Kilogramm Übergewicht habe und zum letzten Mal in der Schule Sport getrieben habe? Niemals. Ich bin ein Opfer des Schicksals. Der Weg zu mehr Gesundheit und einem lebenswerteren Leben könnte recht einfach sein. Die meisten Menschen sind jedoch zu bequem, sich von ihren schädlichen Angewohnheiten zu lösen. Im Folgenden werden die häufigsten Zivilisationskrankheiten aufgeführt und erläutert. Hierbei wird auch darauf eingegangen, inwiefern diese mit einem erhöhten Zuckerkonsum zusammenhängen, welche Folgen sie für die Gesundheit haben und wie eine effektive Prävention aussehen könnte.

Die näher betrachteten Krankheiten sind die folgenden:

Diabetes mellitus Typ 2

Adipositas

Metabolisches Syndrom

Diabetes mellitus Typ 2

Diabetes mellitus Typ 2, die „Zuckerkrankheit", ist ein klassisches Beispiel für eine Zivilisationskrankheit. Bei dieser Form des Diabetes ist Insulin vorhanden, es besteht jedoch eine Insulinresistenz. Dies bedeutet, dass das Insulin an seinem Zielort nicht wirken kann. Insulin ist ein Botenstoff, der in der Bauchspeicheldrüse produziert wird und dafür zuständig ist, den Blutzuckerspiegel zu regulieren. Besteht eine Insulinresistenz, kann diese Regulation nicht mehr gewährleistet werden. In den ersten Jahren der Erkrankung kann die Insulinresistenz durch eine erhöhte Insulinproduktion in der Bauchspeicheldrüse soweit ausgeglichen werden, dass kaum Symptome bemerkt werden. Ab einem gewissen Punkt ist diese Kompensation jedoch nicht mehr möglich. Ab diesem Punkt wird der Diabetes manifest – der Blutzuckerspiegel kann nicht mehr kontrolliert werden und steigt trotz einer enormen Insulinproduktion an. Früher wurde der Diabetes mellitus vom Typ 2 verharmlosend als „Altersdiabetes" bezeichnet, da er vorwiegend bei Menschen höheren Alters auftrat. Heute kann er jedoch vermehrt bereits bei Kindern beobachtet werden. Die Ursachen für die Entstehung des Diabetes mellitus vom Typ 2 sind multifaktoriell. Die wichtigsten Faktoren hierbei sind das Körpergewicht, die genetische Veranlagung und Faktoren der allgemeinen Lebensweise.

Menschen, die an Übergewicht leiden, haben ein stark erhöhtes Risiko, an Diabetes mellitus Typ 2 zu erkranken. Ein erhöhtes Körpergewicht gilt als Hauptrisikofaktor und Hauptursache der Erkrankung. Vor allem das Bauchfett erhöht das Risiko, da dieses stoffwechselaktiv ist. Bauchfett entsteht, wenn ein starker Kalorienüberschuss herrscht – wie es in Folge eines erhöhten Zuckerkonsums in der Regel der Fall ist. Das Übergewicht sorgt dafür, dass eine Insulinresistenz auftritt. Der genaue Mechanismus, der zum Entstehen der Insulinresistenz führt, ist bisher noch nicht bekannt.

Neben dem Übergewicht spielt die genetische Veranlagung der jeweiligen Person eine entscheidende Rolle beim Entstehen des Diabetes mellitus Typ 2. So konnten bestimmte Gene ausgemacht werden, die mit großer Sicherheit an der Entstehung der Erkrankung beteiligt sind.

Die „Faktoren in der Lebensweise", die für die Entstehung verantwortlich gemacht werden können, sind indes vielfältig. Neben der Ernährung, die bereits angesprochen wurde, erhöhen auch Faktoren das Erkrankungsrisiko, die auf den ersten Blick keinen offensichtlichen Bezug zur Erkrankung haben. So sind Stresshormone etwa Gegenspieler des Insulins. Bei einer starken Stressbelastung kann es also zu einem erhöhten Erkrankungsrisiko kommen. Auch ein Vitamin-D-Mangel erhöht das Risiko, an Diabetes mellitus Typ 2 zu erkranken. Vitamin D ist ein Stoff, der bei Sonneneinstrahlung in der Haut gebildet wird. Menschen, die sich wenig im Freien aufhalten und der Sonnenstrahlung somit wenig ausgesetzt sind, haben in der Regel also ein höheres Risiko, an Diabetes mellitus Typ 2 zu erkranken.

Es lässt sich jedoch festhalten, dass der Hauptrisikofaktor das Übergewicht ist. Kann dieses vermieden werden, ist die Entstehung der Erkrankung unwahrscheinlich. Ein Verzicht auf den klassischen Zucker bietet sich hier an.

Adipositas

Bei der Adipositas handelt es sich um einen oft missbräuchlich verwendeten Ausdruck. Plakativ ausgedrückt: Das dicke Kind von nebenan ist nicht unbedingt adipös. Bei der Adipositas handelt es sich um eine krankhafte Fettleibigkeit, nicht um ein simples „Fettsein". Laut der offiziellen Definition liegt eine Adipositas vor, wenn der BMI bei 30 kg/qm oder höher liegt. Gekennzeichnet ist die umgangssprachlich als Fettsucht bezeichnete Krankheit durch starkes Übergewicht, das krankhafte Auswirkungen auf Körper und Gesundheit hat.

Der häufigste Grund für das Auftreten der Adipositas ist eine stark erhöhte Kalorienzufuhr. Aus diesem Grund tritt die Erkrankung fast ausschließlich in hochentwickelten Ländern auf, in denen die Menschen kaum körperliche Arbeit verrichten und Lebensmittel im Überfluss zur Verfügung haben. Es kann beobachtet werden, dass die Häufigkeit der Adipositas in Schwellenländern zunimmt, da diese sich bezüglich des Lebensstandards immer mehr den Industrienationen anpassen.

Letztendlich nimmt ein Mensch ab, wenn er weniger Kalorien zu sich nimmt, als er verbraucht. Im Umkehrschluss nimmt er zu, wenn er mehr Kalorien aufnimmt, als er verbraucht. Bei der Entstehung der Adipositas liegt eine stark positive Kalorienbilanz, also ein starker Kalorienüberschuss, vor. Typischerweise bewegen adipöse Menschen sich relativ wenig, essen jedoch deutlich mehr, als sie benötigen würden. Diese Kombination führt mit an Sicherheit grenzender Wahrscheinlichkeit zu Übergewicht. Wird der Lebensstil nicht entscheidend geändert, wächst das Übergewicht immer weiter – der Mensch wird adipös.

Selbstverständlich liegt bei einer derartigen Überernährung auch ein enormer Zuckerkonsum vor. In mehreren Studien konnte beobachtet werden, dass adipöse Menschen häufig zuckerhaltige Getränke in beträchtlichen Mengen konsumieren. Diese gezuckerten Getränke liefern enorm viel Energie, die schnell verfügbar ist, da viele Ein- und Zweifachzucker enthalten sind. Grundsätzlich fallen sämtliche „Softgetränke" in diese Kategorie. Den von der Adipositas betroffenen Menschen ist häufig nicht bewusst, dass sie bereits durch ihre Getränkeauswahl einen großen Teil ihres täglichen Kalorienbedarfs decken. So enthält ein Liter Limonade in der Regel etwa 380 Kilokalorien – wer seinen täglichen Flüssigkeitsbedarf alleine über derartige Getränke deckt, wird also 570 bis 950 Kilokalorien alleine durch Getränke aufnehmen.

Hinsichtlich des konsumierten Essens kann beobachtet werden, dass sich adipöse Menschen in der Regel vitamin- und mineralstoffarm ernähren, nehmen dafür aber deutlich zu viele gesättigte Fettsäuren, zu viel Zucker, zu viel Salz und zu viele Kohlenhydrate zu sich. Kurzum kann gesagt werden, dass fast ausschließlich sehr energie-, fett- und zuckerreiche, minderwertige Lebensmittel konsumiert werden. In Anbetracht der DGE-Empfehlungen muss festgestellt werden, dass diese von adipösen Menschen in aller Regel sträflich missachtet werden. Wer bei einer extremen Überernährung mit riesigem Kalorienüberschuss einen Mangel an Vitaminen und Mineralstoffen fabriziert, oder den Bedarf an diesen Stoffen nur knapp decken kann, hat schlicht die Kontrolle über sein Essverhalten verloren.

Es kann jedoch nicht gesagt werden, dass jeder adipöse Mensch seinen Zustand selbst verschuldet hat. Häufig fehlt es an Aufklärung darüber, welche Lebensmittel aus welchem Grund bevorzugt verzehrt werden sollten. Diese These wird dadurch gestützt, dass Adipositas gehäuft in den unteren sozialen Schichten, in denen ein geringer Bildungsstand vorliegt, auftritt.

Des Weiteren begünstigen einige Faktoren, die im modernen Lebensstil begründet liegen, das Entstehen der Adipositas. Hierzu zählen die Neigung zu ungeregelten Mahlzeiten, das schnelle Essen, die Erziehung, das Überangebot an Waren, der Einsatz von appetitanregenden Geschmacksverstärkern und der Bewegungsmangel. Wer bereits in der Kindheit gelernt hat, dass der Teller „leer gegessen werden muss", wird sich diesen Satz einprägen und auch als Erwachsener umsetzen. Trifft er dann auf ein Überangebot an Lebensmittel, die zum größten Teil sehr zucker- und fetthaltig sind und zusätzlich mit Geschmacksverstärkern, Farb- und Geruchsstoffen angereichert wurden, die das Essen appetitlicher machen, wird er zugreifen. Geht er zusätzlich einem stressigen Bürojob nach, der wenig Zeit für das Essen lässt, greift er zu „schnellem Essen", dem Fast-Food. Seine Freizeit wird er – wie der Großteil der Menschen – auf dem heimischen Sofa vor dem Fernseher verbringen. Die idealen Voraussetzungen für das Entstehen starken Übergewichts sind geschaffen.

Natürlich gibt es auch andere Faktoren, die bei der Entstehung von Bedeutung sind. So ist zum Beispiel von einer genetischen Komponente, einer „Veranlagung zum Übergewicht", auszugehen. Zudem können einige Medikamente als Nebenwirkung Übergewicht hervorrufen.

Die Folgen der Adipositas sind verheerend. Sie ist ein Risikofaktor bei der Entstehung von Herz-Kreislauf-Erkrankungen, begünstigt den Diabetes mellitus vom Typ 2, Fettstoffwechselstörungen, Bluthochdruck, Herzinfarkte, Arteriosklerose, Schlaganfälle, Leukämie, Arthrose, degenerative Erkrankungen der Wirbelsäule, Erkrankungen der Gallenblase, Gicht, das obstruktive Schlafapnoe-Syndrom, Demenz und eine Minderung der kognitiven Leistungsfähigkeit. Anhand der genannten Erkrankungen bemerkt der Leser mit Vorwissen, dass das metabolische Syndrom, das nachfolgend gesondert betrachtet wird, bei Menschen mit Adipositas deutlich häufiger auftritt als bei normalgewichtigen Menschen.

Nun stellst du dir die Frage, wie sich Adipositas vermeiden lässt? Recht simpel. Orientiere dich an den Ernährungsempfehlungen der „Deutschen Gesellschaft für Ernährung". Verzichte weitestgehend auf Zucker – verzichte komplett auf zuckerhaltige Getränke. Bewege dich ausreichend. Decke deinen Fettbedarf mit „gesunden" Fetten. Reduziere deine Kalorienzufuhr und erhöhe deinen Kalorienbedarf. Menschen, die sich ausgewogen ernähren und ausreichend bewegen, leiden in aller Regel nicht an Adipositas. Selbstverständlich ist es schwer, ein derart starkes

Übergewicht zu eliminieren – es ist jedoch möglich. Willensstärke und Disziplin sind hier gefragt. Das Wissen über Ernährung und wertvolle Tipps für die Umsetzung hast du in diesem Buch bereits erhalten – für die Umsetzung bist du jedoch selbst verantwortlich.

In Folge der Adipositas kommt es häufig auch zu psychischen Erkrankungen, vor allem zur Depression. Die Betroffenen leiden unter ihrem Gewicht, das Selbstbewusstsein sinkt. Zudem sinkt die Lebenserwartung adipöser Menschen.

Das metabolische Syndrom

Das metabolische Syndrom ist keine Krankheit, sondern ein Symptomenkomplex. Es wird vielfach auch als „tödliches Quartett" bezeichnet. Im Rahmen dieses Syndroms treten abdominelle Fettleibigkeit, Bluthochdruck, eine Fettstoffwechselstörung mit Erhöhung der Triglyzeride und erniedrigtem HDL-Cholesterin, sowie Insulinresistenz auf.

Das metabolische Syndrom ist also durch die klassischen Symptome einer Fehlernährung gekennzeichnet. Die betroffenen Menschen weisen stark überhöhtes Bauchfett, Bluthochdruck, Fettstoffwechselstörungen und eine Insulinresistenz, die im Laufe der Zeit zum Diabetes mellitus Typ 2 führen wird, auf. Die abdominelle Fettleibigkeit ist auf eine Überernährung zurückzuführen. Hier gelten letztendlich die gleichen Entstehungsvoraussetzungen wie bei der Adipositas: Die Betroffenen bewegen sich zu wenig und essen zu viel. Zudem wird viel „minderwertiges" Essen konsumiert, welches viel Zucker und Fett enthält. Auch hier ist wieder der Konsum zuckerhaltiger Getränke zu beobachten. In der Folge dieser Gewohnheiten entsteht ein dauerhafter Kalorienüberschuss – die überschüssigen Kalorien werden als „Notfallreserve" in Form von Fettzellen eingelagert. Das Bauchfett ist stoffwechselaktiv – es beeinflusst zahlreiche körperliche Prozesse negativ. So erhöht es unter anderem die

Insulinresistenz. Diese kann zunächst durch eine erhöhte Insulinproduktion der Bauchspeicheldrüse ausgeglichen werden – ab dem Zeitpunkt, an dem dies nicht mehr möglich ist, liegt ein manifester Diabetes mellitus vom Typ 2 vor. Wird keine radikale Änderung der Lebensgewohnheiten in Form eines Wandels hin zu mehr Bewegung und einer ausgewogenen Ernährung vorgenommen, ist das Auftreten der Fettstoffwechselstörung und des Bluthochdrucks lediglich eine Frage der Zeit – diese Symptome entstehen bei Fettleibigkeit mit an Sicherheit grenzender Wahrscheinlichkeit.

Das metabolische Syndrom kann also als Paradebeispiel der Zivilisationsleiden angeführt werden. Die modernen Lebens- und Ernährungsgewohnheiten sind für den menschlichen Körper absolut schädlich. Wie der amerikanische Professor Robert Lustig in einem recht bekannten Vortrag feststellte, hat sich die genetische Ausstattung des Menschen im Laufe der letzten Jahrhunderte kaum verändert – wir neigen also nicht „von Natur aus" dazu, fett zu werden. Das immer häufigere Auftreten der Fettleibigkeit und des metabolischen Syndroms ist also alleine auf die geänderten Lebensgewohnheiten zurückzuführen. Würde der Mensch konsequent auf ausreichende Bewegung und eine angemessene, ausgewogene Ernährung achten, würden sich zahlreiche Probleme in Luft auflösen – das metabolische Syndrom eingeschlossen.

Am Zucker sollte gespart werden

Die vorgestellten Leiden stehen exemplarisch für eine Vielzahl an Erkrankungen und Symptomen, die durch eine verbreitete Fehlernährung gehäuft auftreten. Es sollte also selbstverständlich sein, den starken Zuckerkonsum zu reduzieren. Dennoch sind bisher nur wenige ernsthafte Bemühungen zu sehen, die dieses Ziel verfolgen. Den meisten Menschen scheint es schlicht gleichgültig zu sein, dass sie ihre Gesundheit durch eine fehlgeleitete

Ernährungsweise ruinieren.

Letztendlich ist es jedoch eine Tatsache, dass der Mensch weitestgehend auf den Haushaltszucker verzichten kann. Durch Mehrfachzucker, aus denen Kohlenhydrate bestehen, kann der „Zuckerbedarf" des menschlichen Körpers sehr effizient gedeckt werden. Der Haushaltszucker kann zwar auch Energie liefern – jedoch nur auf einem recht ineffizienten Weg. Der Verzicht auf Zucker hätte zur Folge, dass die Gesundheitslage sich deutlich verbessern würde. Das Auftreten todbringender Zivilisationskrankheiten würde drastisch reduziert werden, das Wohlbefinden der Menschen steigen. Aus diesem Grund bietet es sich an, Zucker nicht als einen Luxus zu betrachten, der quasi eine Art „Belohnung" für die Errungenschaften der modernen Welt darstellt. Selbst unter Menschen, die über die Ineffizienz und die weitgehende Nutzlosigkeit des Stoffes wissen, wird Haushaltszucker in größeren Mengen konsumiert. Hierbei ist es unbestritten, dass der Verzicht auf einen wohlschmeckenden Stoff schwerfällt. Dennoch sollte bedacht werden, dass du deiner Gesundheit mit jedem Zuckerkonsum Schaden zufügst. Solange sich dein Zuckerkonsum in niedrigen Dosen bewegt, erhöht sich das Risiko für die genannten – und andere – Krankheiten nicht extrem. Dennoch erhöht es sich. Ein weitestgehender Verzicht ist somit zu empfehlen.

Auch eine weitere Erkrankung, die bereits bei kleinen Kindern auftritt, ist auf den enormen Zuckerkonsum zurückzuführen. Hierbei handelt es sich um eine weniger gravierende, dennoch aber recht unangenehme Erkrankung – Karies.

Karies

Die beim Zahnarzt am häufigsten festgestellte Erkrankung ist Karies – das klassische „Loch im Zahn". Ernst genommen wird diese Erkrankung außerhalb der Zahnmedizin eher selten. Der Zahnarzt stopft die Löcher einmal jährlich und das Problem ist erledigt. Diese Denkweise ist jedoch zu kurzsichtig. Wenige Menschen verschwenden Gedanken daran, über die Ursache dieser Erkrankung nachzudenken. Am ehesten wird bei den eigenen Kindern über die Ursachen der ständigen Löcher in den Zähnen diskutiert. Man verbietet die Süßigkeiten und die Angelegenheit ist geregelt. Dies wäre jedoch zu einfach.

Wie du bereits erfahren hast, versteckt Zucker sich nicht nur in den Lebensmitteln, in denen man ihn vermuten würde. In beinahe jedem industriell hergestellten und abgepackten Gericht/Lebensmittel befinden sich nicht unerhebliche Mengen an Zucker. Die Zahlen über Karies sollten jeden Menschen dazu veranlassen, seinen Zuckerkonsum zu überdenken:

Zahnkaries ist die weltweit am weitesten verbreitete Krankheit. Sie ist auf Zucker zurückzuführen. Lediglich ein Prozent der Erwachsenen ist kariesfrei. Karies entsteht, wenn einige Bakterien, die sich natürlicherweise im Mund befinden, begünstigt werden und zusätzlich eine zuckerreiche Ernährung vorliegt. Die Zähne des Menschen sind von einem Biofilm umgeben, der Bakterien enthält. Einige dieser Bakterien können „niedermolekulare Kohlenhydrate" – vor allem Zucker – zu organischen Säuren umwandeln. Hierdurch sinkt der pH-Wert am Zahn. Wird die Entwicklung nicht gestoppt, können aufgrund des sauren pH-Werts Mineralien aus der Hartsubstanz des Zahnes herausgelöst werden. Diese Entwicklung benötigt einige Zeit – wird sie nicht aufgehalten, kommt es letztendlich zur Demineralisierung des Zahnes und zu einer kariösen Läsion, gemeinhin als „Loch im Zahn" bezeichnet.

Aus dem Bereich der Ernährung lässt sich also festhalten, dass Karies nur bei einer zuckerreichen Ernährung auftreten kann. Die Tatsache, dass lediglich ein Prozent der Erwachsenen nicht unter Zahnkaries leidet, beweist eindrucksvoll, dass ein deutlich zu hoher Zuckerkonsum verbreitet ist. Zahnkaries ist eine zwar unangenehme, aber recht harmlose Erkrankung. Dennoch ist anhand dieser

Erkrankung eine Demonstration möglich, die aufzeigt, dass die moderne Ernährung größtenteils fehlgeleitet ist und sich in die falsche Richtung entwickelt. Die moderne Ernährung des Menschen weist nur noch geringe Schnittmengen mit der natürlichen Ernährung auf. Vor allem wird drastisch zu viel Zucker konsumiert.

Zahlen zum Zuckerkonsum

Die Weltgesundheitsorganisation rät, nur fünf Prozent des täglichen Kalorienbedarfs über Zucker zu decken. Für einen durchschnittlichen Erwachsenen würde dies bedeuten, dass er nicht mehr als 25 Gramm Zucker pro Tag konsumieren sollte. Zusätzlich zu dieser Empfehlung gibt die WHO eine weitere ab: Wer sich nicht an diese Richtlinie halten will, sollte einen kritischen Wert von 50 Gramm bei Frauen und 65 Gramm bei Männern nicht überschreiten.

Tatsächlich beträgt der tägliche Zuckerkonsum in den meisten Ländern der Welt jedoch ein Vielfaches dieser Werte:

DE & Ö– 120 bis 170 Gramm Zucker pro Tag

USA – 120 bis 170 Gramm Zucker pro Tag

Kanada – 120 bis 170 Gramm Zucker pro Tag

Russland – 120 bis 170 Gramm Zucker pro Tag

UK – 80 bis 120 Gramm Zucker pro Tag

Frankreich – 80 bis 120 Gramm Zucker pro Tag

Spanien – 40 bis 80 Gramm Zucker pro Tag

Mali – 0 bis 40 Gramm Zucker pro Tag

Äthiopien – 0 bis 40 Gramm Zucker pro Tag

Südafrika – 80 bis 120 Gramm Zucker pro Tag

Es ist also klar zu sehen, dass der Zuckerkonsum in den Industrienationen stark überhöht ist. Erschreckend ist, dass

Deutschland und Österreich zur Spitzengruppe der Zuckerkonsumenten zählen.

Kapitel 5

Wo ist Zucker versteckt?
Produkte mit Zuckerzusatz

Selbstverständlich wird kaum ein Mensch auf die Idee kommen, seinen täglichen Zuckerkonsum bewusst in derartige Höhen zu treiben. Aus diesem Umstand – der eine gewisse Grundintelligenz des Durchschnittsmenschen annimmt – heraus ergibt sich, dass ein Großteil des Zuckers mehr oder minder unbewusst aufgenommen werden muss. In Deutschland und Österreich wird Kindern – zumindest in gebildeten Familien – beigebracht, dass Süßigkeiten nicht gesund sind und daher nur selten konsumiert werden sollten. Tatsächlich kann eine Auswirkung dieser Erziehung beobachtet werden. Angehörige oberer Gesellschaftsschichten, die einen höheren Bildungsstand aufweisen, sind weniger häufig übergewichtig als Angehörige unterer sozialer Schichten. Dennoch tritt Fettleibigkeit auch bei gebildeten Menschen auf.

Die sich aufdrängende Frage ist also: Wie kommt ein Mensch, der Süßigkeiten aufgrund seiner Erziehung eher selten konsumiert, auf einen Zuckerkonsum von 120 bis 170 Gramm pro Tag?

Das aufmerksame Lesen der vorhergehenden Kapitel schafft Klarheit – Zucker versteckt sich in enorm vielen Lebensmitteln. Auch zahlreiche Lebensmittel, die nicht direkt mit Zucker in Verbindung gebracht werden, erhalten teils beträchtliche Mengen an Zucker. Das klassische Beispiel eines solchen Produktes ist die Salatsauce. Ein Mensch, der beschließt gesund zu leben und viel Salat zu konsumieren, wird die Salatsauce mit einem sehr guten Gewissen kaufen, da sie Teil seines Vorhabens ist, mehr Salat zu konsumieren und gesund zu leben. Dennoch wird er sein Ziel nicht erreichen, wenn er die Nährwertangaben auf der Verpackung der Salatsauce nicht eingehend studiert – er wird Zucker konsumieren, ohne es zu wissen.

Derartige Umstände können bei vielen Menschen beobachtet werden. Wenn du wissen willst, ob auch du versteckten Zucker konsumierst, ohne es zu wissen, sei dir angeraten, die Nährwerttabellen der von dir verzehrten Lebensmittel zu lesen. Der Zuckergehalt findet sich in dieser unter dem Punkt „x Gramm Kohlenhydrate, davon y Gramm Zucker". Einige Lebensmittelhersteller zeigen zudem auf, wie viel Prozent des Tagesbedarfs durch den Verzehr des Produkts ungefähr abgedeckt werden.

In den vorhergehenden Kapiteln wurde bereits der Unterschied zwischen Kohlenhydraten und Zucker aufgezeigt. Auch Kohlenhydrate bestehen aus Zucker – jedoch aus natürlichem Mehrfachzucker. Der Verzehr von Kohlenhydraten ist unbedenklich, da sie reich an Ballaststoffen und Mikronährstoffen sind. Obst, Milch, Getreide – all diese Lebensmittel fallen in diese Kategorie. Der hohe Zuckerkonsum in Deutschland und den anderen Industrienationen lässt sich nicht durch den Verzehr kohlenhydratreicher Lebensmittel erklären. Verantwortlich ist der industriell hergestellte Zucker, der zum Süßen von Lebensmitteln eingesetzt wird. Lebensmittelhersteller setzen ihn inflationär ein, da er günstig ist und den Geschmack des Lebensmittels „aufwertet". In der EU sind Lebensmittelhersteller jedoch verpflichtet, den Zuckergehalt ihrer Lebensmittel klar und verständlich anzuführen.

Leider ist dieser jedoch nicht prominent auf der Verpackung platziert, sondern verbirgt sich in der Regel in einer winzigen Tabelle auf der Rückseite des Produkts. Will der Verbraucher sich über den Zuckergehalt des Produktes informieren, muss er die Verpackung also eingehend studieren, was in aller Regel recht aufwendig ist. Dennoch ist unbedingt dazu zu raten, den Zuckergehalt eines Lebensmittels vor dem Kauf zu überprüfen. Einige wenige

Lebensmittelhersteller werben zudem damit, dass ihre Produkte zuckerfrei sind oder einen geringen Zuckergehalt aufweisen. Bei solchen Lebensmitteln solltest du darauf achten, ob stattdessen künstliche Süßstoffe eingesetzt wurden, oder ob der Fettgehalt drastisch erhöht wurde, um einen Geschmacksverlust zu verhindern.

Industriell zugesetzter Zucker

Industriell zugesetzter Zucker findet sich dabei, wie bereits erwähnt, nicht nur in Produkten, in denen man ihn vermuten würde. Es lohnt sich also, bei sämtlichen Produkten vor dem Kauf auf den Zuckergehalt zu achten. Du wirst aller Voraussicht nach erstaunt sein, wie viel Zucker sich in den von dir konsumierten Produkten verbirgt. Die dramatisch hohen Zahlen, die im vorherigen Kapitel Erwähnung fanden, werden somit aufgeschlüsselt werden. Solltest du tatsächlich planen, dich zuckerfrei oder zuckerarm zu ernähren, ist es auch sinnvoll, alle Produkte, die sich in deinem Haushalt befinden, hinsichtlich des Zuckergehalts zu überprüfen. Du kannst dir sicher sein, die eine oder andere Überraschung zu erleben.

Derartige Lebensmittel, denen künstlich Zucker zugesetzt wurde, werden in den letzten Jahrzehnten weltweit verstärkt konsumiert. Zahlreiche Erscheinungen des modernen Lebens sind auf diese veränderten Essgewohnheiten zurückzuführen. Lebensmittel, die natürlicherweise Zucker enthalten, sind in beinahe jedem Fall auch sehr nährstoffreich. Solcher Zucker kann also bedenkenlos konsumiert werden, da er der Gesundheit kaum Schaden zufügen wird. Künstlicher Zucker hingegen würde auf natürliche Weise nicht in die Produkte gelangen, in denen er sich befindet. Dieser Zucker ist nicht dafür „vorgesehen", vom Menschen konsumiert zu werden. Unglücklicherweise ist er jedoch recht schmackhaft und wertet zahlreiche Lebensmittel auf. Dies ändert jedoch nichts an der Tatsache, dass er für den menschlichen Körper unbrauchbar ist und zahlreiche negative Auswirkungen auf diesen hat.

Im Folgenden findest du eine Auflistung von Produkten, die du in der Zukunft meiden solltest, wenn du auf versteckten Zucker verzichten willst.

Offensichtlich zuckerhaltige Produkte

Süßigkeiten und Schokoladen

Diese Produktkategorie ist wahrscheinlich die am offensichtlichsten zuckerhaltige. Hier kann den Herstellern und Verkäufern keinerlei Täuschung vorgeworfen werden – jeder weiß, dass Süßigkeiten und Schokolade enorm zuckerhaltig sind. Bereits Kinder lernen, dass sie diese Lebensmittel mit Bedacht und nur äußerst selten verzehren sollten. Um die Dimensionen des Zuckergehalts zu verdeutlichen, folgt eine kurze Aufstellung:

Klassische „Gummibärchen" enthalten extrem viel Zucker. Diese häufig beworbene Süßigkeit ist in der Lage, die komplette „Verzehrempfehlung" – und zwar die nach oben korrigierte – der Weltgesundheitsorganisation (WHO) zu decken. 25 Gramm Gummibärchen enthalten 13 Gramm Zucker. 100 Gramm der Süßigkeit enthalten demnach bereits 50 Gramm Zucker. Somit sollte eine Frau, die 100 Gramm Gummibärchen verzehrt hat, kein weiteres Gramm Zucker aufnehmen – andernfalls begibt sie sich in einen kritischen Bereich des Zuckerkonsums. In der Praxis ist es jedoch unmöglich, keinerlei Zucker aufzunehmen, da auch der natürlich in einigen Produkten vorkommende Zucker einberechnet werden muss.

Brausebonbons oder -stäbchen, wie sie von zahlreichen Marken erhältlich sind, bestehen fast ausschließlich aus Zucker. Auf 100 Gramm Brauseprodukt kommen 75 Gramm Zucker. In Anbetracht der in den vorherigen Kapiteln genannten Daten und Statistiken ist klar zu sehen, dass dies für jeden Menschen einen gefährlichen Konsum bedeuten würde.

Auch die weithin gerne konsumierte Schokolade schneidet

in dieser Betrachtung nicht besser ab. Auf 100 Gramm Schokolade kommen etwa 59 Gramm Zucker – für eine Frau bereits deutlich zu viel und auch für einen Mann kritisch.

Bäckereiwaren

Auch dieser Punkt wird für viele Menschen nachvollziehbar sein. Puddingteilchen, Amerikaner mit Zuckerguss und andere süße Produkte verraten ihren hohen Zuckergehalt recht offensichtlich. Die klassische Bäckerei steht in Deutschland und Österreich zwar für hohe Qualität und „gute Ware" – dies ändert jedoch nichts daran, dass neben den tatsächlich sehr hochwertigen Produkten auch regelrechte Zuckerbomben vertrieben werden. Aus Sicht des Bäckermeisters ist dieser Entschluss klug. Vor allem Kinder werden durch die süßen Teilchen angelockt. Zucker schmeckt gut und ist aus diesem Grund ein lukratives Geschäft. Auch dem Bäckermeister, der derartig zuckrige Produkte anbietet, kann kein Vorwurf gemacht werden. Der hohe Zuckergehalt ist den Produkten deutlich anzusehen und wird teilweise durch die Formulierungen herausgestellt – man denke an die „Zuckerschnecke" und das „Zuckerteilchen".

Frühstücksaufstriche

Vor allem am Sonntag verzehren die Deutschen und Österreicher mit Vorliebe süße Brotaufstriche – von der Konfitüre über den Sirup bis hin zur Erdnussbutter. Diese Praxis ist der Gesundheit nicht zuträglich – was den meisten Konsumenten auch bekannt sein dürfte. Das Problem wird von den meisten Menschen jedoch nicht als solches eingeschätzt. Es könne doch wohl nicht schaden, einmal in der Woche einen Topf Fruchtkonfitüre zu verzehren. Immerhin sei doch Obst vorhanden.

Derartige Meinungen könnten leicht – durch einen Blick auf die Nährwerttabelle – widerlegt werden. Dies scheint dem gemeinen Verbraucher jedoch zu mühsam zu sein. Er verlässt sich lieber auf sein Halbwissen. In der Praxis werden vor allem Brotaufstriche gekauft, denen viel Zucker zugesetzt wurde. Diese finden reißenden Absatz, während naturbelassene Marmeladen regelrechte Ladenhüter sind. Auch hier ist die „Magie" des Zuckers klar zu erkennen – aus einem eher durchschnittlich schmeckenden Produkt macht er eine wahre Wohltat. Ein klassischer Fruchtaufstrich enthält pro 100 Gramm zwischen 40 und 55 Gramm Zucker. Er kann in dieser Hinsicht also problemlos mit herkömmlichen Süßigkeiten und Schokoladen mithalten. Aus ernährungstechnischer Sicht ist der Konsum solcher Produkte also in keinem Falle zu empfehlen.

Nun ist der Zuckergehalt den jeweiligen Produkten jedoch nicht immer so leicht zu entnehmen wie in den vorgestellten Fällen. Bei diesen ist es auch trotz Leugnen beinahe unmöglich, das Vorhandensein großer Mengen Zucker zu ignorieren. Es bleibt also in den meisten Fällen zumindest ein schlechtes Gewissen. Bei den nachfolgend aufgezählten Produkten hingegen wird selbst das schlechte Gewissen ausbleiben, da der gemeine Verbraucher nicht in der Lage ist, den enorm hohen Zuckergehalt zu erkennen. Rückblickend lässt sich hier eine Parallele zur Salatsauce erkennen – viele der Produkte werden mit einem explizit guten Gefühl konsumiert, da der Verbraucher davon ausgeht, seiner Gesundheit mit dem Verzehr etwas Gutes zu tun. Dies ist jedoch recht selten der Fall. Selbst vermeintlich gesunde Produkte werden mit Zucker angereichert, damit der Durchschnittsmensch Gefallen an ihnen findet.

Fertigprodukte

Diese Bezeichnung ist dir zu allgemein? Nun, unter „Fertigprodukt" sind nicht nur die fett-, zucker- und salzreichen „Fertiggerichte" zu verstehen, die nach wenigen Minuten des Aufenthalts in der Mikrowelle verzehrfertig sind. Beinahe jedes verzehrfertig abgepackte Produkt ist mit reichlich Zucker versetzt. Einige – mitunter recht erschreckende – Offenbarungen findest du in den folgenden Zeilen.

Tomatensauce / Tomatensugo

Vor allem in der italienischen Küche ist diese Sauce äußerst beliebt. Sie wird mit Pasta und auf Pizza gegessen, kann mit Meeresfrüchten kombiniert und auch in Form einer Suppe zubereitet werden. Es handelt sich also um ein recht vielseitiges und auch in Deutschland und Österreich sehr beliebtes Gericht. Die Zubereitung dieser Sauce ist einfach und nicht zeitaufwendig. Dennoch wird auch dieses Produkt in fertiger Form angeboten und häufig gekauft. Hierin lauern jedoch Tücken. Während eine klassische Tomatensauce kaum Zucker enthält, wird der fertig abgepackten industriell Zucker zugesetzt. Fertige Tomatensaucen kommen – je nach Hersteller – auf vier bis sieben Gramm Zucker pro 100 ml. Zunächst wird dieser Wert recht niedrig wirken. Bedenkt man jedoch, dass in einer klassischen Tomatensauce beinahe kein Zucker enthalten ist, müssen diese Werte anders betrachtet werden. Ein beträchtlicher Teil dieser vier bis sieben Gramm Zucker wurde künstlich hinzugefügt.

Chicken Teriyaki

Diese Spezialität besticht vor allem durch die einzigartige Gewürzmischung, die in Form einer Sauce auf das Fleisch gestrichen wird. Das Gericht wurde in Europa erst im letzten Jahrzehnt so richtig populär. Zuvor erfolgten Verkauf und Konsum vor allem in den Vereinigten Staaten von Amerika. Aufgrund der „neuen" Popularität wissen nur wenige Menschen hierzulande, wie ein solches Hähnchengericht zuzubereiten ist. Dementsprechend werden vor allem fertig abgepackte Produkte verzehrt. Viele Verbraucher sind hierbei im Glauben, ein hochwertiges und „gesundes" Produkt zu kaufen. Prinzipiell ist diese Überzeugung auch korrekt. Hähnchen ist als helles Fleisch recht gesund und auch die Gewürze schaden der Gesundheit nicht. Den industriell gefertigten Produkten werden jedoch – man glaubt es kaum – größere Mengen Zucker zugesetzt. Der Zucker dient hier eher weniger dazu, das Produkt zu süßen. Vielmehr soll er das Produkt „wohlschmeckend" machen.

Eine im Handel erhältliche Teriyaki-Sauce enthält etwa 45 Gramm Zucker – pro 100 Milliliter. Neben diesen Saucen sind jedoch auch Produkte erhältlich, die Hähnchen enthalten, das bereits mit dieser bepinselt wurde. Hier sind ähnliche Mengen an Zucker zu finden. Im Bereich der Teriyaki-Saucen sind jedoch auch rühmliche Ausnahmen zu finden, die nicht unerwähnt bleiben sollen. Diese werben offensiv damit, wenig Zucker zu enthalten und können dieses Versprachen tatsächlich einhalten.

Salatdressings und -saucen

Derartige Produkte wurden in dieser Lektüre bereits mehrfach als absolute Negativbeispiele angeführt. Dieser Abschnitt setzt es sich daher vor allem zum Ziel, die harte Kritik mit Zahlen zu untermauern.

Zu unterscheiden ist zwischen Instant-Salatdressings und klassischen Salatsaucen. Erstere bestehen lediglich aus einem Pulver, das mit Wasser und Öl angerührt werden muss. Letztere hingegen sind bereits verzehrfertig abgepackt.

In Anbetracht der Zutatenliste herkömmlicher Instant-Salatdressings beschleicht den aufmerksamen Leser ein recht ungutes Gefühl. Die Inhaltsstoffe der Produkte müssen in absteigender Reihenfolge nach der Menge angegeben werden. An prominenter erste Stelle lässt sich in der Regel die Zutat „Zucker" finden. Alleine hieran lässt sich erkennen, dass es sich keineswegs um ein Produkt für gesundheitsbewusste Menschen handelt. Wer ein solches Salatdressing über seinen Salat gießt, könnte diesen alternativ auch direkt zuckern. Der Effekt wäre – abgesehen davon, dass dem Konsumenten eine Menge Geschmacksver-stärker erspart blieben – gleich. Die besten Vorsätze hinsichtlich einer ausgewogenen und „gesunden" Ernährung können durch den Einsatz derartiger Produkte zunichtegemacht werden.

Die Nährwerttabellen dieser Instantprodukte betrachten in der Regel das zubereitete Produkt. In diesem Fall bedeutet dies, dass die Nährwerttabelle aussagt, wie viel des jeweiligen Inhaltsstoffs in einer Mischung enthalten ist, die aus dem Pulver, einer bestimmten Menge Wasser und einem bestimmten Öl besteht. Es ist davon auszugehen, dass weder das Leitungswasser, noch das Öl relevante Mengen Zucker enthalten. Demnach kann der für die gesamte Mischung angegebene Zuckergehalt unverändert für das Pulver übernommen werden. Findet sich auf der Packung nun die Angabe „pro Portion (30 ml) 1,1 Gramm Zucker", bedeutet dies, dass in einer Packung mit 9 Gramm Inhalt und der Angabe „ergibt 90 ml für 3 Portionen" 3,3 Gramm Zucker enthalten sind. Ergo: Mehr als ein Drittel des Inhalts ist purer Zucker.

Auch fertige Salatsaucen, die nicht selbst angerührt werden müssen, enthalten relevante Mengen Zucker. Im Regelfall liegt der Zuckergehalt dieser Produkte bei etwa 5 Gramm Zucker pro 100 Milliliter. Er ist somit sogar etwas höher als der der Instantdressings.

Neben diesen Produkten existieren auch zahlreiche, die als gesund beworben werden, in der Realität jedoch enorm zuckerreich sind. Vor allem Smoothies und ähnliche Produkte fallen in diese Kategorie. Es sollte für einen durchschnittlichen Menschen in der Regel logisch sein, dass ein „Grünkohl-Gurke-Meerrettich-Smoothie" nicht von Natur aus süß ist. Hinsichtlich der vermeintlich gesunden Produkte wird der Menschenverstand jedoch gerne abgeschaltet – das Getränk ist süß, schmeckt gut und ist gesund. Eine klassische Win-Win-Situation für den unkritischen Verbraucher. In Anbetracht der Nährwerte fallen die Hüllen der vermeintlich gesunden Produkte jedoch recht schnell. Die Süße entsteht durch einen hohen Gehalt künstlich zugesetzten Zuckers. Dieser eliminiert alle wünschenswerten Effekte der tatsächlich vorhandenen wertvollen sekundären Pflanzenstoffe.

Smoothies

Im Folgenden wird ein durchschnittlicher grüner Smoothie betrachtet, der in zahlreichen Supermärkten und Discountern zu erwerben ist.

Ein solcher Smoothie kommt auf etwa 10,5 Gramm Zucker pro 100 Millimeter. Es ist allerdings anzumerken, dass ein Teil dieses Zuckers natürlicherweise in den verwendeten Früchten vorhanden ist. Somit sollte hier zwischen zugesetztem und natürlichem Zucker differenziert werden. Besonders im recht breiten Sortiment der Smoothies solltest du die Nährwertangaben genau studieren. Neben einigen Herstellern, die gänzlich auf Zusätze verzichten, findet sich auch eine große Zahl an Firmen, die Zucker industriell zusetzen, um einen besseren Geschmack zu erreichen.

Fruchtsäfte

Fruchtsäfte gelten gemeinhin als gesunde Alternative zu Limonaden. Dem ist jedoch nicht in jedem Falle so. Ein durchschnittlicher Fruchtsaft kann es hinsichtlich des Zuckergehalts problemlos mit einer klassischen Limonade aufnehmen. Bereits durch den natürlicherweise recht hohen Zuckergehalt des Obstes sind recht hohe Mengen Zucker enthalten. Dies stellt in der Regel jedoch kein Problem dar, da der Zuckergehalt in einem ausgewogenen Verhältnis zu den enthaltenen Vitaminen und anderen Nährstoffen steht. Das Problem der Fruchtsäfte ist der zugesetzte Zucker. Dieser soll den Geschmack an die Forderungen der Konsumenten anpassen. Ein süßer Fruchtsaft wird in aller Regel eher getrunken als ein naturbelassener. Aus diesem Grund lohnt es sich, Produkte zu kaufen, die damit werben, keine künstlichen Zuckerzusätze zu enthalten. Bei solchen Produkten sollte jedoch auf eventuell vorhandene Süßstoffe geachtet werden. Diese sind in den meisten Fällen nicht empfehlenswert, da sie das Hungergefühl künstlich anregen.

Cerealien / Müsli

Eltern empfehlen ihren Kindern häufig, zum Frühstück Müsli zu essen. Dieses enthalte wertvolle Ballaststoffe und sei „gesund". Prinzipiell kann dieser Behauptung zugestimmt werden. Es lässt sich zwar nicht sagen, ob ein Lebensmittel „gesund" oder „ungesund" ist – es ist jedoch verständlich, was die engagierten Eltern zum Ausdruck bringen wollen. Die Aussage sollte jedoch relativiert werden. „Müslis, die keine Zusätze enthalten, sind empfehlenswert" wäre eine korrekte Aussage, die auch durch einen Arzt oder Ernährungswissenschaftler vertreten werden würde. Die meisten Müslis, vor allem solche, die Kinder als Zielgruppe haben, enthalten jedoch enorme Mengen an Zucker. Naturbelassene Cerealien sind für Kinder in aller Regel recht langweilig – sie schmecken im Vergleich mit gezuckertem Müsli wie Pappe mit Milch. Aus Sicht des Kindes ist es also verständlich, eher zum gezuckerten Müsli zu greifen. Erwachsene Menschen, die über Vorwissen aus dem Bereich der Ernährung verfügen, sollten diese Produkte jedoch meiden und somit auch ihren Kindern einen Gefallen tun. Der Zuckerkonsum kann über den Verzehr der vermeintlich gesunden Cerealien rapide ansteigen. Ein durchschnittliches im Handel erhältliches Müsli enthält „pro Portion" etwa 10 Gramm Zucker. Da die Portionsangaben in aller Regel recht eng gefasst sind, ist davon auszugehen, dass mit einer tatsächlichen Portion etwa 15 Gramm Zucker aufgenommen werden. Wer also die vermeintlich gesunden Cerealien zum Frühstück verzehrt, deckt bereits mit der ersten Mahlzeit des Tages einen größeren Teil des für den Tag „erlaubten" Zuckerkonsums ab.

Fruchtjoghurts

Fruchtjoghurts gelten gemeinhin als gesund und vitaminreich. In der Regel werden für derartige Produkte tatsächlich frische Früchte verwendet. Aus diesem Grund kann von einem natürlicherweise recht hohen Vitamin- und

Zuckergehalt ausgegangen werden. Wie mittlerweile bekannt sein dürfte, ist gegen diesen natürlichen Zucker kaum etwas einzuwenden. Den meisten Fruchtjoghurts wird darüber hinaus jedoch künstlich Zucker zugesetzt, um den süßen Geschmack zu verstärken. Dem durchschnittlichen Konsumenten bleibt dies verborgen, da er den süßen Geschmack auf die enthaltenen Früchte zurückführt und die Nährwertangaben konsequent ignoriert. Der Zuckergehalt derartiger Joghurts schwankt in den meisten Fällen zwischen 12 und 16 Gramm. Wer herausfinden möchte, ob es sich um natürlichen Zucker aus den enthaltenen Früchten, oder um künstlich zugesetzten Zucker handelt, sollte einen Blick auf die Inhaltsangaben werfen. Ist „Zucker" hier explizit aufgeführt, wurde er künstlich zugesetzt. Er kann sich jedoch auch hinter anderen Namen verbergen. Ein Beispiel hierfür ist der „Glukosesirup".

Müsliriegel

Für die beliebten Müsliriegel gilt das Gleiche wie für das Müsli in Reinform – häufig wird künstlicher Zucker zugesetzt. In der Theorie stellen Müsliriegel eine gute Alternative zu Schokoriegeln dar. Sie enthalten wertvolle Nähr- und Ballaststoffe und sind zuckerarm. Schokoriegel hingegen bieten massenhaft leere Kalorien, viel Zucker und leisten keinerlei Beitrag zu einer ausgewogenen Ernährung. In der Praxis werden die positiven Aspekte der Müsliriegel jedoch von einem hohen Zuckergehalt überstrahlt. Der künstliche Zucker soll die Müsliriegel auch geschmacklich zu einer echten Alternative machen. Die gesundheitlichen Aspekte werden in diesem Zusammenhang schlicht ignoriert. Für den Verbraucher lohnt es sich also, die im Supermarkt angebotenen Produkte hinsichtlich der Inhaltsstoffe und des Zuckergehalts zu vergleichen. Ein wertvoller Zuckerersatz ist naturbelassener Honig. Dieser wird in vielen „Bioriegeln" eingesetzt und sorgt ebenfalls für die notwendige Süße des Snacks. In einem solchen Fall leisten Müsliriegel tatsächlich einen Beitrag zu einer ausgewogenen und vollwertigen Ernährung. Wird jedoch auf billig produzierte Ware mit hohem Zuckergehalt zurückgegriffen, handelt es sich um ein eher schädliches Produkt. Von „Schoko-Müsliriegeln" ist im Übrigen vollkommen abzuraten. Diese kombinieren den Schoko- mit dem Müsliriegel. Aufgrund der enthaltenen Schokolade handelt es sich jedoch um ein sehr zuckerreiches Produkt. Wer denkt, seine Ernährung mit dem Wechsel vom klassischen Schokoriegel zum Schoko-Müsliriegel aufpolieren zu können, liegt also vollkommen falsch. Ein Schokoriegel enthält im Normalfall etwa 50 bis 55 Gramm Zucker pro 100 Gramm. Ein Schoko-Müsliriegel kommt immer noch auf ca. 35 Gramm Zucker pro 100 Gramm. Ein gezuckerter Müsliriegel – von dem abzuraten ist – enthält etwa 20 Gramm Zucker pro 100 Gramm. Ein ungezuckerter Müsliriegel, der bedenkenlos konsumiert werden kann, kommt auf nur 1 bis 2 Gramm Zucker pro 100 Gramm.

Kapitel 6

Der Realitätscheck:
Frisch gekocht vs. Fertigprodukt

Die sicherste und weitaus „gesündeste" Alternative zu Fertigprodukten ist selbstgekochtes Essen. Jahrhundertelang war es üblich, ausschließlich selbstgekochtes Essen zu verzehren – in dieser Zeit hielt der Zuckerkonsum sich in akzeptablen Grenzen und Zivilisationskrankheiten waren weitgehend unbekannt. Selbstverständlich lässt sich nicht leugnen, dass die ständige und schnelle Verfügbarkeit von Lebensmitteln eine wünschenswerte Errungenschaft der modernen Welt darstellt. Aufgrund dieser Veränderung ist der Hunger in den Ländern der ersten Welt ausgerottet. Es muss jedoch bedacht werden, dass ein derartiger Überfluss an Essen dazu einlädt, über alle Maßen zu konsumieren. Des Weiteren suchen die Produzenten und Verkäufer nach immer neuen Möglichkeiten, um ihre Ware als attraktiv anzupreisen. Das bloße Vorhandensein des Essens stellt in der heutigen Zeit kein Qualitätsmerkmal mehr da. Heute zählt dies zur absoluten Normalität, was zu insgesamt gesteigerten Ansprüchen führt. In den meisten Fällen bestehen diese Ansprüche darin, ohne größeren Aufwand und ohne Zeit aufbringen zu müssen ein wohlschmeckendes Mahl zu erhalten. Dieses Bedürfnis der Konsumenten wird vom Markt bedingungslos gestillt. Auch der Wunsch nach billigem Essen wird befriedigt. Die Qualität der angebotenen Produkte leidet allerdings unter diesen immer weiter um sich greifenden Entwicklungen. Fast-Food zählt heute zum Alltag und ist keine Randerscheinung mehr. Der nächste Fast-Food-Laden ist in beinahe jeder Gegend Deutschlands innerhalb weniger Minuten zu erreichen. Zudem locken Supermärkte mit schnell zuzubereitenden Fertigprodukten, die das heimische „Kochen" grundlegend verändern bzw. vereinfachen. Statt der aufwendigen Zubereitung eines Bratens, die zumeist mehrere Stunden in Anspruch nimmt, kann ein bereits fertiger Braten gekauft werden, der nur noch aufgewärmt werden muss.

Diese Entwicklungen sind äußerst bedenklich, da grundsätzliche Regeln einer ausgewogenen Ernährung bewusst gebrochen werden. Dem vorigen Kapitel kannst du entnehmen, wie enorm der Zuckergehalt in einigen Produkten gesteigert wird, um das Bedürfnis des Konsumenten nach billiger, wohlschmeckender und schnell verzehrbarer Nahrung zu erfüllen.

In diesem Kapitel soll nun eine Gegenüberstellung fertiger und frisch gekochter Lebensmittel erfolgen. Anhand der folgenden Zahlen sollte ersichtlich werden, warum selbstgekochte Nahrung einen guten Beitrag zu einer ausgewogenen Ernährung leistet und warum Fertigprodukte dies nicht erfüllen können.

Spaghetti mit Tomatensugo

Spaghetti mit Tomatensauce sind ein klassisches Beispiel für schnelles Essen, das durchaus nahrhaft und wertvoll sein kann. Vor allem zum Mittagessen ist diese Mahlzeit in Deutschland und Österreich beliebt – ob zuhause, in der Kantine oder in der Schule. Die Beliebtheit der Mahlzeit beruht dabei nicht nur auf dem Geschmack, der in aller Regel überzeugend ist. Vielmehr basiert er auf einer Kombination guten Geschmacks und einfacher Zubereitung. Die Zubereitung dieses Gerichts nimmt in der Regel nur sehr wenig Zeit in Anspruch. Aus diesem Grund wäre es fatal, für eine noch schnellere Zubereitung auf Qualität zu verzichten. Auch das Zubereiten einer Tomatensauce ist nicht kompliziert – auch wenn viele davor zurückschrecken und lieber auf fertige Produkte zurückgreifen.

Wie bei jeder selbstgekochten Mahlzeit sollte auch bei diesem Gericht auf frische Zutaten geachtet werden. Mit Hilfe dieser kann ein hervorragender Geschmack erreicht werden, ohne dem Essen künstliche Geschmacksverstärker zuzusetzen. Hinsichtlich der Tomatensauce sind hierbei vor allem frisches Basilikum und frischer Oregano zu empfehlen. Diese beiden Gewächse werden traditionell in der italienischen Küche gebraucht und verleihen der Mahlzeit einen mediterranen Anstrich. Verzichten solltest du – logischerweise – auf das Zusetzen von Zucker. Dieser ist in einer Tomatensauce schlicht überflüssig.

Bei den Nudeln gibt es mehrere Möglichkeiten. Du kannst hier sowohl auf abgepackte Nudeln zurückgreifen, als auch selbst Spaghetti herstellen. Solltest du dich für erstere Variante entscheiden, gilt es, ein Produkt ohne Zusätze zu wählen. Den angegebenen Zuckergehalt auf der Packung solltest du also genauestens prüfen. Empfehlenswerter ist die zweite Variante. Gegenüber den getrockneten Nudeln aus dem Supermarkt, bieten selbst hergestellte qualitativ und geschmacklich einfach mehr. Das Herstellen der Pasta ist einfacher als der Durchschnittsmensch denkt. Hierfür wird weder eine „Nudelmaschine", noch Erfahrung benötigt. Im simpelsten Falle benötigst du lediglich etwa 400 Gramm Mehl, 4 Eier, eine Prise Salz und ein Nudelholz. Das Mehl gibst du auf eine saubere Arbeitsfläche, formst in der Mitte eine Mulde und gibst die Eier in diese. Anschließend salzt du ein wenig. Das Vermengen der einzelnen Zutaten erfordert ein wenig Geduld, da es recht langsam mit einer Gabel erfolgt. Mit dieser vermengst du die Eier und das Mehl von innen nach außen. Anschließend solltest du die entstandene Masse etwa fünf bis zehn Minuten mit den Händen durchkneten, bis ein glatter Teig entstanden ist. Letztendlich solltest du eine Kugel formen. Dies benötigt in aller Regel mehrere Anläufe, da die Teigkugel dann besser zusammenhält.

Diese Kugel wickelst du in Frischhaltefolie und lässt sie eine halbe Stunde lang ruhen – die Zubereitung sollte also bereits vor dem gewünschten Verzehrzeitpunkt geschehen. Im nächsten Schritt formst du deine Nudeln. Hierzu streichst du die Teigkugel mit einem Nudelholz glatt und schneidest die Nudeln mit einem Messer in der gewünschten Form aus.

Nach diesem Schritt müssen die Nudeln kurz trockenen. Hierzu solltest du sie auf einem Geschirrtuch ausbreiten und in regelmäßigen Abschnitten wenden. Nach dem Trocknen kannst du die Nudeln direkt kochen. Frisch zubereitete Pasta benötigt nur eine sehr kurze Kochzeit – in der Regel genügen zwei Minuten. Das Rezept für die Tomatensauce findest du in Kapitel 9.

Die Nährwerte:

Ein fertiges Produkt, das Spaghetti und Tomatensugo enthält, weist in der Regel einen Zuckergehalt von 3 bis 5 Gramm pro 100 Gramm auf. Eine Portion enthält somit ca. 4 bis 6 Gramm Zucker. Selbst zubereitet ist das Gericht hingegen beinahe zuckerfrei – angenommen du fügst während des Kochvorgangs keinen Zucker hinzu. Hinsichtlich der anderen Nährwertangaben gleichen sich das selbst zubereitete und das fertige Gericht – sofern du nicht zu einem minderwertigen Produkt greifst. Besonders günstige Produkte, die teilweise in der Mikrowelle zubereitet werden können, übersteigen den angegebenen Zuckergehalt um ein Vielfaches. Diese werden jedoch eher selten gekauft.

Salatdressings

Der Zuckergehalt fertiger Salatdressings wurde im vorherigen Kapitel bereits eingehend diskutiert. Um das Resultat dieser Analyse noch einmal zusammenzufassen: Er ist viel zu hoch. Solltest du dir vorgenommen haben, mehr Salat zu verzehren, was zunächst ein löblicher Vorsatz ist, solltest du in jedem Falle auf diese fertigen Dressings verzichten. Ihr Zuckergehalt ist extrem hoch, was deine vorbildlichen Ernährungspläne durchkreuzen wird. Stattdessen solltest du lernen, Salatdressings selbst zuzubereiten. Dies ist einfach, erfordert keine Vorkenntnisse und nicht allzu viel Zeit.

Auch bei diesem Vorhaben solltest du wieder auf frische Kräuter setzen. Diese verleihen deiner Nahrung einen ungeahnt intensiven Geschmack. In der heutigen Zeit setzen die wenigsten Menschen frische Kräuter ein. Hauptsächlich kommen künstlich erzeugte „Aromen" zum Einsatz, die den Geschmack dieser Kräuter und Gewürze imitieren. Alternativ werden häufig Extrakte genutzt. Der moderne Mensch ist so sehr an Zucker und diese künstlichen Aromen gewöhnt, dass er den Geschmack der frischen Kräuter kaum noch zu schätzen weiß. Durch den Einsatz dieser wirst du jedoch merken, was du dir in den letzten Jahren vorenthalten hast – eine ganz wesentliche Geschmackserfahrung.

Hinsichtlich der Wahl deiner favorisierten Kräuter bist du frei – wähle, was dir schmeckt. Die frischen Kräuter hackst du klein und vermengst diese mit 3 EL Essig, 3-4 EL Öl, Pfeffer und Salz. Der gesamte Vorgang dauert etwa fünf Minuten – deine zuckerfreie Salatsauce ist fertig. Selbstverständlich bieten sich zahlreiche Möglichkeiten der Variation an. So kannst du die Sauce ohne Essig herstellen, gehackte Zwiebeln, Senf oder Honig hinzufügen. Deiner Fantasie sind bei der Produktion der Salatsauce keine Grenzen gesetzt – lediglich der Zucker sollte außen vor bleiben.

Dies zahlt sich auch hinsichtlich der Nährwerte aus. Während eine fertige Salatsauce pro 100 Milliliter etwa 3,5 bis 5 Gramm Zucker enthält, ist die selbsthergestellte zuckerfrei. Der Geschmack wird den der bisher genutzten Saucen und Dressings in aller Regel bei weitem übertreffen.

Pizza

Fertigpizza gehört zu den am weitesten verbreiteten fertigen Nahrungsmitteln in Deutschland und Österreich. Die tiefgekühlte Pizza muss im Backofen gebacken werden – etwa zehn bis zwölf Minuten lang. Anschließend kann sie direkt verzehrt werden und bietet einen hervorragenden Geschmack – der auf Geschmacksverstärker, Fett, Zucker und Salz zurückzuführen ist. Die verwendeten Zutaten sind nicht frisch. Das gesamte Produkt ist in aller Regel minderwertig. Rühmliche Ausnahmen stellen hier Premiumprodukte dar, die der gewöhnliche Verbraucher aufgrund ihrer Preise niemals in die engere Auswahl der Pizzen einbeziehen wird.

Abgesehen vom Zucker bieten Fertigpizzen unzählige weitere Anlässe, sie keines Blickes mehr zu würdigen. So werden häufig billige Ersatzstoffe verwendet. Das Fleisch besteht beim Schinken zu bis zu 50% aus Verdickungsmitteln und Wasser. Echtes Fleisch ist also eine Rarität auf Fertigpizzen. „Salamipizza" wird in den meisten Fällen keine Salami, sondern Plockwurst enthalten. Es handelt sich hierbei um minderwertiges, sehniges und fettiges Fleisch, das mit einer klassischen Salami nichts gemeinsam hat.

Käse findet sich ebenfalls auf fast keiner Pizza. Stattdessen wird „Analogkäse" – ein Pflanzenfettbelag – verwendet. Dieser sieht aus wie Käse, schmeckt wie Käse, ist aber kein Käse. Meeresfrüchte auf derartigen Pizzen sind häufig ebenfalls keine Meeresfrüchte. Es handelt sich stattdessen um Fischabfälle, die mit Aromastoffen und industriellen Verarbeitungen den Geschmack und das Aussehen echter Meeresfrüchte erlangen.

Aller Wahrscheinlichkeit nach werden bereits diese Informationen ausreichen, um dir den Appetit auf Fertigpizza zu verderben. Dennoch folgen nun die Nährwerte:

Eine durchschnittliche Fertigpizza enthält etwa 3 Gramm Salz, 16-25 Gramm Fett, 640-850 Kilokalorien und etwa 20-22 Gramm Zucker.

Eine selbst zubereitete Pizza hingegen enthält deutlich weniger Fett und beinahe keinen Zucker. Zur Zubereitung muss ein Teig hergestellt werden, der ohne Butter auskommt. Zur Herstellung des Teigs werden Wasser, Mehl, Hefe, Salz und Olivenöl benötigt. Zudem kann eine winzige Prise Zucker hinzugegeben werden – hierauf kann jedoch auch verzichtet werden. Die Herstellung des Teigs dürfte selbsterklärend sein – die Zutaten werden vermengt, anschließend wird der Teig geformt.

Zusätzlich muss eine Tomatensauce zubereitet werden. Hierzu werden frische Tomaten – bevorzugt Bio-Tomaten – geschält und mit kochendem Wasser übergossen. Anschließend können sie zerstampft und gekocht werden. Hierzu sollte nur sehr wenig Wasser verwendet werden. Als Gewürze können Basilikum und Oregano dienen.

Hinsichtlich des Belages der Pizza solltest du vor allem darauf achten, frische und hochwertige Zutaten zu verwenden. Diese sind in der Regel zwar teurer, enthalten jedoch keine überflüssigen Zusatzstoffe. Mit dem Käse solltest du sparsam umgehen. Ein detailliertes Rezept findest du auch hierfür in Kapitel 9.

Joghurt mit Cerealien

Fruchtjoghurt mit gesüßten Flakes ist bei den Europäern recht beliebt und gilt zu allem Überfluss als „gesund". Diese Annahme ist fahrlässig, da es sich um enorm zuckerreiche Produkte handelt. Sowohl dem Fruchtjoghurt, als auch den Cerealien wird in der Regel Zucker zugesetzt. So wird ein prinzipiell empfehlenswertes Produkt zu einem gesundheitsschädigenden, das gemieden werden sollte. Der Zuckergehalt derartiger Produkte liegt im Durchschnitt bei ca. 17 Gramm pro 100 Gramm.

Das eigenhändige Zubereiten einer solchen Mischung kann also viel Ärger ersparen. Hierzu solltest du einen Naturjoghurt und Haferflocken erwerben. Diese schüttest du zusammen, rührst einmal durch und erhältst einen gesunden Joghurt mit Cerealien – ohne Zucker. Logischerweise bietet es keinen Vorteil, einen gesüßten Joghurt, oder gezuckerte Cerealien zu verwenden. Achte darauf, nur naturbelassene, hochwertige Produkte zu kaufen. Der Zuckergehalt des Endprodukts tendiert in diesem Fall gegen Null.

Smoothies

Auch Smoothies wurden im vorhergehenden Kapitel bereits eingehend analysiert. Der Zuckergehalt dieser – angeblich gesunden – Getränke wird von vielen Herstellern künstlich erhöht, um einen angenehmen Geschmack zu erreichen. Im Supermarkt erhältliche, ungesüßte Smoothies schmecken vielen Menschen nicht – was zu Enttäuschung führt. Dieser Enttäuschung kann vorgebeugt werden, indem der Smoothie selbst hergestellt wird. Dies ist denkbar einfach. Ein beispielhaftes Rezept findest du in Kapitel 9 des Buches. Der Zuckergehalt eines Smoothies kann jedoch in keinem Falle bei 0 liegen. Dies ist auf den natürlicherweise im Obst enthaltenen Fruchtzucker zurückzuführen. Dieser ist jedoch nicht als schädlich anzusehen und kann somit bedenkenlos konsumiert werden.

Der Zuckergehalt selbstzubereiteter Smoothies schwankt, in Abhängigkeit der verwendeten Früchte, mitunter erheblich. Hiervon solltest du dich jedoch nicht abschrecken lassen. Der Verzehr eines selbstgemachten Smoothies ist gesund. Der Geschmack ist weitaus besser als der der ungesüßten im Handel zu erwerbenden Smoothies, da ausschließlich frische Früchte verwendet werden.

Brotaufstriche

Auch Brotaufstriche wurden hier bereits angesprochen. Nutella und Marmelade sind an vielen Frühstückstischen ein wichtiger Bestandteil, der nicht wegzudenken ist. Dies ist bedenklich, da es sich um enorm zuckerreiche Produkte handelt, die bereits mit der ersten Mahlzeit des Tages in größeren Mengen verzehrt werden. Der Konsum solcher Produkte sollte also überdacht werden. Als Alternative bietet sich das eigenhändige Herstellen diverser Brotaufstriche an. Auch hier sind der Fantasie kaum Grenzen gesetzt – von süß über salzig bis hin zu sauer.

Der Zuckergehalt eines durchschnittlichen Fruchtaufstrichs liegt bei ca. 43 Gramm Zucker pro 100 Gramm. Nutella, der laut Umfragen beliebteste Aufstrich der Deutschen, bringt es gar auf 55,9 Gramm Zucker pro 100 Gramm. Der Großteil dieses Aufstrichs ist also reiner Zucker. Über diese Tatsache können auch die werbewirksam eingesetzten Haselnüsse nicht hinwegtäuschen.

Selbstgemachte Brotaufstriche hingegen können beinahe zuckerfrei sein. Fruchtaufstriche werden von Natur aus in jedem Falle Zucker enthalten – sie können jedoch frei von zugesetztem Haushaltszucker sein. Rezepte findest du in Kapitel 9.

Kapitel 7

Zuckerfreie Ernährung: Wie geht das?

Warum eine zuckerfreie Ernährung sinnvoll ist, wurde in den letzten sechs Kapiteln recht ausführlich erläutert. Eine weitere Beschäftigung mit dem „Warum" wäre an dieser Stelle also ermüdend und überflüssig. Die Frage, die sich dem praktisch veranlagten Leser aufdrängt, lautet viel mehr „Wie?". Dieser Frage soll sich das siebte Kapitel widmen.

Letztendlich reicht das Anführen einiger altkluger Tipps aus, um die Frage zu beantworten. Tatsächlich ist es im Bereich der Ernährung sinnvoll, auf die Erfahrungen und Ratschläge der eigenen Eltern oder Großeltern zu vertrauen. In den meisten Fällen werden diese zwar keine Begründung für ihre Empfehlungen abgeben können, werden aber dennoch richtigliegen. Die bis vor einigen Jahrzehnten vorherrschende Ernährungsweise war weitaus besser an den menschlichen Körper und die menschlichen Bedürfnisse angepasst als die heute übliche. Menschen, die in dieser Zeit aufwuchsen, verfügen über ein vollkommen anderes Ernährungsverständnis als heutige Jugendliche. Aus diesem Grund sollte auf die Erfahrung dieser Menschen vertraut werden.

Ein bedeutendes Merkmal dieser vormodernen Ernährung ist das Verwenden frischer Lebensmittel. Obst und Gemüse stammte aus der heimischen Region und wurde nicht aus Südamerika eingeflogen. Demnach war es frisch und entstammte keiner Konservendose. Der heutige Mensch wähnt sich auf der gesunden Seite, wenn er eine Konservendose mit eingelegtem Obst öffnet und diese verzehrt. Tatsächlich schadet er sich in diesem Moment jedoch. Das Obst enthält weniger Vitamine als frisches und ist mit reichlich Zucker versetzt worden. Auch Gemüse sollte frisch gekauft und verzehrt werden. Tiefkühlgemüse ist zwar nicht unbedingt nährstoffärmer, in den meisten Fällen jedoch mit Zusatzstoffen versetzt. Neben Geschmacksverstärkern und Salz kommt auch bei Tiefkühlgemüse häufig Zucker zum Einsatz. Frisches Gemüse hingegen darf keinerlei Zusätze enthalten. Verwendest du also frisch gekauftes Gemüse, kannst du dir sicher sein, dass kein versteckter Zucker und auch keine sonstigen Stoffe enthalten sind.

Prinzipiell sollte auf abgepackte Gerichte verzichtet werden. Diese wurden bereits industriell bearbeitet und verändert. Somit können sie nur selten mit frischen Zutaten mithalten. Genaue Erkenntnisse über Art und Ausmaß der Bearbeitung liefert letztendlich die Inhaltsangabe. Hier müssen alle Inhaltsstoffe aufgeschlüsselt werden. Zucker sollte sich hier als explizit aufgeführter Inhaltsstoff weder bei Obst, noch bei Gemüse finden. Die Angabe „enthält von Natur aus Zucker" ist hingegen akzeptabel, da sie der Wahrheit entspricht – Obst enthält natürlichen Fruchtzucker.

Auch „Obstsalate" oder „Obstmischungen" werden in Deutschland und Österreich gerne und häufig verzehrt. Diese sind nicht minder häufig mit Zucker versetzt. Der Aufwand, frisches Obst zu kaufen und zu verzehren, ist weder zeitlich noch finanziell erheblich höher als beim verarbeiteten Obst. Deiner Gesundheit wegen solltest du von verarbeiteten Produkten dieser Art also Abstand nehmen.

Darüber hinaus solltest du die im vorherigen Kapitel gewonnene Erkenntnis, dass selbstzubereitete Speisen in aller Regel gesünder sind, auch in der Praxis beachten. Verzichte soweit möglich auf Fertigprodukte und bereite entsprechende Mahlzeiten selbst zu. Diese Praxis ist zwar zeitaufwendiger, wird sich allerdings lohnen. Die ersten positiven Effekte wirst du bereits nach wenigen Tagen spüren. Wer auf zugesetzte Stoffe und zugesetzten Zucker verzichtet, wird sich zumeist besser fühlen. Der Körper kann zur Ruhe kommen und wird nicht mehr durch überflüssige, kaum verwertbare Stoffe belastet. Auch hinsichtlich des Körpergewichts und der Zufriedenheit mit dem eigenen Körper werden sich positive Effekte einstellen, da die Kalorienaufnahme erheblich gesenkt wird. Du musst deine Ernährung also nicht grundlegend ändern, um deine Kalorienaufnahme zu drosseln. Wenn du die gleichen Mahlzeiten verspeist, diese aber selbst zubereitest, anstatt sie verzehrfertig zu kaufen, wirst du weitaus weniger Kalorien zu dir nehmen. Dies ist darauf zurückzuführen, dass die „leeren Kalorien", die der zugesetzte Zucker mit sich bringt, wegfallen.

Des Weiteren hilft diese Veränderung, wieder eine gesunde Beziehung zum Essen aufzubauen. In der heutigen Zeit werden die Mahlzeiten meistens in Eile heruntergeschlungen, ohne sie zu genießen. Werden sie allerdings selbst gekocht, merkt der Verbraucher, dass das Zubereiten eine mühsame Arbeit ist, die sich letztendlich auszahlt. Er wird wieder lernen, das Essen zu genießen. Darüber hinaus wird er mehr Gespür für die Qualität seiner Mahlzeiten entwickeln und verstärkt darauf achten, was er zu sich nimmt.

Letztendlich wird es sich nicht vermeiden lassen, fertig abgepackte Produkte zu kaufen. Nicht jedes Produkt lässt sich in der heimischen Küche problemlos herstellen. Weiterhin fehlt vielen Menschen die Zeit, jeden Tag zu kochen. Dieser Umstand sollte jedoch nicht dazu führen, dass du dich genötigt siehst, zu minderwertigen Lebensmitteln zu greifen. Stattdessen solltest du lernen, die Inhaltsangaben der verschiedenen Produkte genau zu studieren. Es ist wichtig, dass du ein naturbelassenes von einem industriell stark bearbeiteten Produkt unterscheiden kannst. Zucker wird nicht in jedem Falle als „Zucker" in der Inhaltsangabe aufgeführt sein. Er hat viele Namen, die gerne eingesetzt werden, um die Verbraucher zu täuschen.

Besonders beliebt sind die folgenden Bezeichnungen:

Saccharose

Dextrose

Raffinose

Glukose

Fruktosesirup

Fruktose-Glukose-Sirup

Glukosesirup

Glukose-Fruktose-Sirup

Stärkesirup

Karamellsirup

Neben diesen Bezeichnungen sind auch einige weniger gebräuchliche möglich, deren Erwähnung den Rahmen dieses Kapitels sprengen würde. Die Menge an Zucker, die im jeweiligen Produkt enthalten ist, lässt sich aus der Nährwerttabelle ablesen. Hier muss eine exakte Angabe in Gramm erfolgen. Zusätzlich lässt sich sagen, dass die Inhaltsstoffe in absteigender Reihenfolge nach ihrer Menge aufgeführt sind. Führt „Zucker" also die Liste der Inhaltsstoffe an, ist er der mengenmäßig am stärksten vertretene Inhaltsstoff. Von Produkten, bei denen dies der Fall ist, ist in jedem Falle abzuraten.

Verschiedene Produkte der gleichen Kategorie sollten also aufmerksam verglichen werden. Als Beispiel können hier Joghurts angeführt werden. Neben Naturjoghurts, denen kein Zucker zugesetzt wurde, existieren auch solche, die stark bearbeitet wurden. Diese enthalten in der Regel recht große Mengen zugesetzten Zuckers. Der Vergleich ist also bei jedem Produkt unerlässlich, wenn du dich zuckerfrei ernähren willst.

Softgetränke sollten prinzipiell gemieden werden. Generell sollten Pauschalisierungen im Bereich der Ernährung zwar unterlassen werden, in diesem Bereich sind sie jedoch angebracht: Wer Softgetränke konsumiert, nimmt übermäßig viel unnötigen Zucker auf. Gleiches gilt für Süßigkeiten wie beispielsweise Bonbons. All diese „Lebensmittel" solltest du aus deinem Ernährungsplan streichen. Sie sollten dort auch nicht als „Ausnahme" oder „Belohnung" erscheinen. Wer sich für eine zuckerarme Ernährung mit einem stark zuckerhaltigen Lebensmittel belohnt, unterhöhlt seine Erfolge und zerstört seine aussichtsreichen Bemühungen. Als Getränk solltest du Wasser bevorzugen. Dieses kann mit Zitrone angereichert werden, falls dir der neutrale Geschmack nicht zusagen sollte. Fruchtsäfte sollten nicht täglich konsumiert werden, da auch diese relevante Mengen Zucker enthalten.

Süßigkeiten und Schokolade können durch frisches Obst ersetzt werden. Auch dieses schmeckt in den meisten Fällen süß. Es enthält jedoch ausschließlich natürlichen Fruchtzucker und lässt den Blutzuckerspiegel nicht so schnell und stark ansteigen wie der klassische Haushaltszucker.

Solltest du gerne backen, empfiehlt es sich, die in den Rezepten angegebenen Zuckermengen zu reduzieren. Diese sind zumeist sehr großzügig gewählt. Fast jedes Gebäck wird auch mit der halben Menge an Zucker genauso gut schmecken. Das „Nachzuckern" von Lebensmitteln sollte unterbleiben. In Deutschland und Österreich ist es eine verbreitete Unsitte, Zucker über frische Erdbeeren zu streuen. Solltest du diese Unsitte nicht einstellen wollen, kannst du die Erdbeeren direkt gegen Gummibärchen oder eine Zuckerstange tauschen – der viele Zucker auf den Erdbeeren ist widersinnig.

Kapitel 8

Alternativen zum Haushaltszucker

Irgendwann wird die Frage aufkommen, wie es ohne süße Lebensmittel auszuhalten ist. Es ist eine Tatsache, dass der moderne Mensch stark an den Zucker in seiner Nahrung gewöhnt ist. Er erwartet von vielen Dingen, dass sie süßer schmecken, als sie es von Natur aus tun würden. Nun besteht die Möglichkeit, die eigenen Geschmackssinne wieder an die Realität zu gewöhnen. Viele Menschen schaffen dies nicht, da sie so stark an die Süße gewöhnt sind, dass sie nicht mehr darauf verzichten wollen. An diesem Punkt müssen jedoch nicht gleich alle guten Vorsätze über Bord geworfen werden. Statt des Zuckers können andere Stoffe und Mittel eingesetzt werden, die dem Essen die gewünschte Süße verleihen. Diese werden im Folgenden vorgestellt.

Agavendicksaft

Agavensirup ist ein vor allem in Mexiko hergestellter Dicksaft aus der Agave. Im Vergleich mit dem hierzulande verbreiteten Honig ist Agavendicksaft süßer und weniger dickflüssig. Agavendicksaft ist aufgrund seiner Beschaffenheit das am positivsten zu wertende Süßungsmittel auf dem Markt. Es weist den niedrigsten glykämischen Index auf. Dieser sagt aus, wie stark der Blutzucker steigt.

Honig

Honig wird in Deutschland und Österreich gerne als Süßungsmittel eingesetzt. Es sollte jedoch darauf geachtet werden, dass es sich um ein naturbelassenes Produkt handelt, das nicht industriell bearbeitet wurde. Zahlreiche auf dem Markt erhältliche Produkte weisen recht hohe

Zuckerzusätze auf. Solche Produkte sollten also gemieden werden.

Ahornsirup

Ahornsirup ist nicht in jedem Falle als zuckerarm einzustufen. Es handelt sich um den verdickten Saft des Zuckerahorns, der große Mengen an Zucker enthält. Der Zucker ist jedoch natürlich enthalten und wurde nicht zugesetzt. Er ist jedoch nicht unbedingt gesünder als Zucker.

Reissirup

Reissirup wird traditionell vor allem in Japan zum Süßen von Speisen eingesetzt. In den letzten Jahren findet er auch in Europa eine gewisse Verbreitung. Aufgrund der Kombination der verschiedenen enthaltenen Zucker ist der Anstieg des Blutzuckerspiegels recht moderat, wodurch er mehr oder weniger empfohlen werden kann.

Für alle vorgestellten Sirups und den Honig gilt jedoch, dass auch sie nicht unbeträchtliche Mengen an Zucker enthalten. Diese sind jedoch von Natur aus enthalten. Es bietet sich an, auch mit diesen Produkten sparsam umzugehen, um den Zuckerkonsum nicht in die Höhe zu treiben. Natürliche Süße ist in beinahe jedem Fall auf enthaltene Zucker zurückzuführen – prinzipiell sind die Lebensmittel dadurch nicht ungesund. Werden sie in größeren Mengen verzehrt, ändert sich dies doch. Du solltest also auch beim Einsatz von Agavendicksaft, Honig, Ahorn- und Reissirup über die gewählte Menge nachdenken. Weniger ist bei diesen Produkten immer besser. Generell kann also gelten, dass du Nahrungsmittel niemals zuckern solltest, sondern lieber auf einen anderen Süßstoff zurückgreifen solltest. Auch mit diesen sollte jedoch sparsam umgegangen werden, da – sofern es sich um natürliche Stoffe handelt – beträchtliche Mengen Zucker enthalten sind.

Trockenobst, Apfelmus, zerdrückte Bananen und Kürbispüree

Trockenobst stellt eine echte Alternative zu Süßigkeiten dar. Es ist in der Regel recht süß, enthält jedoch keinen künstlich zugesetzten Zucker. Auch Apfelmus ist von Natur aus süß, ohne dass Zucker hinzugefügt werden muss. Die genannten Produkte eignen sich aus diesem Grund hervorragend als Zuckerersatz. Nun wirst du allerdings eher weniger auf die Idee kommen, deinen Tee mit Trockenobst oder Apfelmus zu süßen. Die genannten süßen Lebensmittel bieten sich vor allem beim Backen als Zuckerersatz an. In vielen Rezepten werden große Mengen Zucker als Zutat genannt. Auf diese kann zugunsten von Trockenobst, Apfelmus und Co verzichtet werden. Du wirst sehen, dass deine Backwaren auch mit der natürlichen Süße hervorragend schmecken werden.

Stevia

Stevia eignet sich hervorragend zum Süßen. Es erreicht die 450-fache Süße des Zuckers und ist auch für Diabetiker geeignet.

Zuckeralkohole und künstliche Süßstoffe

Auf Zuckeralkohole und künstliche Süßstoffe sollte nur begrenzt zurückgegriffen werden. Einige dieser Stoffe wirken hungerfördernd und sorgen letztendlich dafür, dass der Konsument vermehrt zu zuckerhaltigen Produkten greifen wird. Andere wirken in größeren Mengen abführend. Beim Einsatz dieser Stoffe solltest du also Vorsicht walten lassen. Dennoch sind sie weitaus positiver zu bewerten als der klassische Haushaltszucker. Gut erforschte Süßstoffe wie Sorbitol oder Xylit lassen den Blutzuckerspiegel nicht ansteigen. Xylit wirkt darüber hinaus sogar gegen Karies.Nun kommen wir aber endlich zu den versprochenen zuckerfreien Rezepten.

Kapitel 9

Zuckerfreie Ernährung: Rezepte für den ganzen Tag

Das Frühstück

Zum Frühstück können beispielsweise folgende Gerichte empfohlen werden:

2-Ingredient-Pancakes

Diese Pancakes bestehen ausschließlich aus zwei Zutaten – einer Banane und Eiern. Es wird keinerlei Teig verwendet.

Das Produzieren dieser besonderen Pancakes ist unglaublich einfach: Du schälst die Banane, schlägst die Eier auf und gibst beides in eine große Schüssel. Dann pürierst du beide Zutaten und gibst sie mit etwas Öl in die heiße Pfanne. Die einzige kritische Situation ist das Wenden der Pancakes – mit etwas Übung wirst du jedoch zum Meister dieser Disziplin.

Ist der gewünschte Bräunungsgrad erreicht, nimmst du die Pancakes aus der Pfanne und kannst sie verzehren. Der ganze Prozess dauert etwa fünf Minuten und führt zu einem delikaten Mahl, das mit gutem Gewissen verspeist werden kann.

Servieren kannst du die Pancakes mit Beeren oder anderem Obst, ganz nach deinem Geschmack.

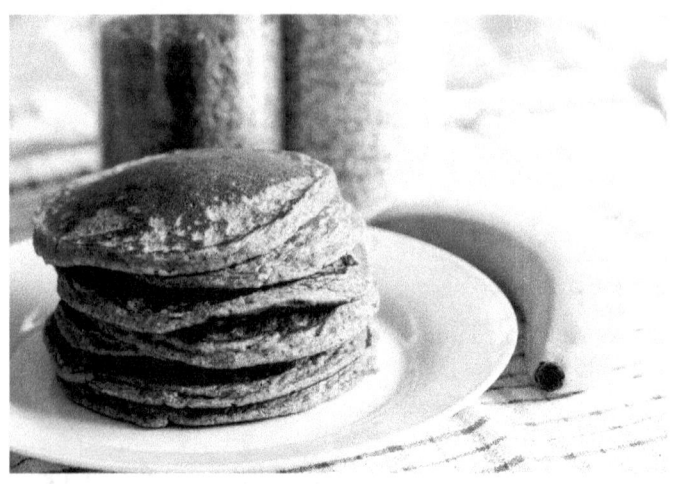

Abb.: 2-Ingredient-Pancakes mit Banane

Selbstgemachte Erdnussbutter

Solltest auch du zu den Menschen zählen, die nicht auf Erdnussbutter verzichten können, wirst du nach der Lektüre der ersten acht Kapitel wahrscheinlich bereits über Alternativen nachgedacht haben.

Dies brauchst du jedoch nicht – zuckerarme oder sogar zuckerfreie Erdnussbutter lässt sich sehr simpel selbst herstellen.

Hierzu gibst du geröstete Erdnüsse für etwa vier bis fünf Minuten in einen Mixer. Nach dieser Zeit solltest du eine cremige Textur der Masse bemerken. Anschließend gibst du ein paar Tropfen Erdnussöl hinzu und betätigst den Mixer für wenige Sekunden erneut.

Die Erdnussbutter ist nun fertig. Solltest du die gewohnte Süße vermissen, empfiehlt es sich, Süßstoffe hinzuzugeben.

Schokoladen-Brotaufstrich

Auch Liebhaber von Nutella müssen nicht gänzlich darauf verzichten – selbstgemacht ist es recht gesund. Du benötigst 400 Gramm Haselnüsse, 5 Esslöffel Kokosöl, 4 Esslöffel Kakao, einen halben Teelöffel Vanille-Bourbon-Aroma, ein wenig Süßungsmittel und eine Prise Salz.

Die Nüsse röstest du nun im Backofen. Hierzu legst du diese auf ein mit Backpapier ausgestattetes Backblech und belässt sie bei etwa 170 Grad für 8 Minuten im Backofen. Die gerösteten Haselnüsse gibst du dann in einen Küchenmixer (je höher die Wattzahl desto besser) oder eine ähnliche Maschine. Das Gerät zerkleinert sie zu einer Paste. Die restlichen Zutaten gibst du zur Paste hinzu und verrührst sie – fertig.

Joghurt-Bowl

Dieses „Rezept" ist absolut simpel: Du nimmst Naturjoghurt, schneidest frische Früchte klein und vermengst die beiden Zutaten. Anschließend kannst du naturbelassene Haferflocken oder gepufften Amarant hinzugeben.

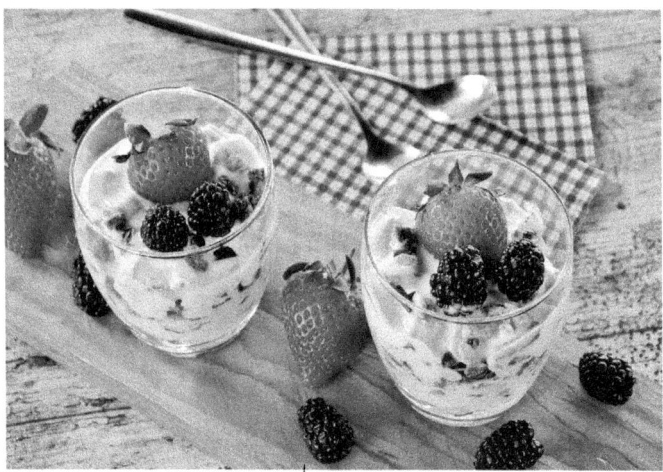

Abb.: Joghurt-Bowls

Selbstgemachte Smoothies

Smoothies lassen sich aus beinahe jeder Frucht und jedem Gemüse herstellen. Für einen grünen Smoothie kannst du beispielsweise Blattspinat und alle verschiedenen Obstsorten nehmen. Diese Zutaten zerkleinerst du und gibst sie in einen Smoothie-Mixer. Diesen betätigst du etwa eine Minute lang. Der Smoothie ist anschließend fertig. Solltest du ein dünnflüssigeres Getränk bevorzugen, kannst du ein wenig Wasser in den Mixer geben.

Die Kombination von Gemüse und Obst liegt natürlich ganz bei dir. Wenn du noch nicht so oft Grüne Smoothies verzehrt hast, empfiehlt es sich, den Obstanteil am Anfang etwas zu erhöhen, auf etwa zwei Drittel. Ein Drittel ist dann etwa Blattspinat, Vogerlsalat, Kopfsalat oder andere Salatsorten. Je grüner, desto besser! Am Anfang kann nämlich der hohe Grünanteil etwas ungewohnt und bitter schmecken. Das süße Obst gleicht das aus.

Mit der Zeit erhöhst du einfach den Grünanteil immer mehr, bis du bei etwa 50:50 angelangt bist. Darüber hinaus kannst du natürlich auch weiter experimentieren.

Besonders für einen grünen Smoothie eignet sich ein wattstarker (Smoothie)-Mixer, der das Blattgrün extrem fein zerkleinern kann und so die nährstoffreichsten Bestandteile des Gemüses freisetzt. Du findest solche leistungsstarken Mixer mittlerweile im Fachhandel und auch online überall.

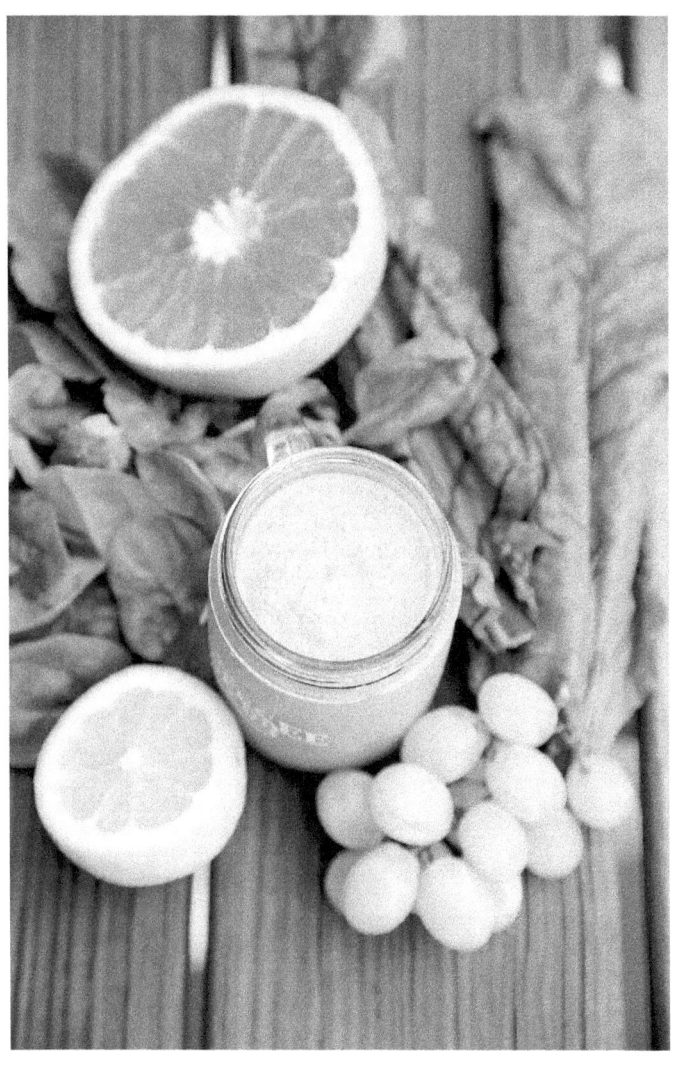

Abb.: Grüner Smoothie mit Früchten

Gemischter Obstteller

Ein gemischter Obstteller mit verschiedenen Früchten ist der perfekte Start in den Tag. Hierzu kannst du beispielsweise Apfel, Wassermelone, Erdbeeren und Trauben schneiden und verzehren. Je nach Geschmack können die Früchte auch in Joghurt eingerührt werden.

Spinat-Käse-Bällchen mit Brot

Du benötigst frischen Spinat, Koriander, Eier, Käse, Quinoa-Mehl, Salz, Pfeffer und Olivenöl. Wasche den frischen Spinat und übergieße ihn in einem Sieb mit kochendem Wasser, trockne ihn und schneide ihn klein. In einer Schüssel vermischst du Eier, Käse, Quinoa-Mehl, Spinat und geschnittenen Koriander. Nach dem Vermischen kannst du die Masse mit Salz und Pfeffer abschmecken und aus ihr kleine Kugeln formen. Diese bepinselst du mit ein wenig Olivenöl und gibst sie für 10 Minuten in den auf 180 Grad vorgeheizten Backofen.

Porridge mit Früchten und Nüssen

Porridge ist nichts anderes als Haferbrei. Du benötigst großkörnige, ungezuckerte Haferflocken, Milch (alternativ Sojamilch, dann ist das Porridge sogar rein pflanzenbasiert), Früchte nach Saison oder Geschmack und Nüsse (z.B. Haselnüsse, Walnüsse oder Mandeln). Die Haferflocken kochst du zu je einem Drittel mit Wasser und Milch auf (Umrühren nicht vergessen, kann schnell überkochen), drehst dann auf mittlere Stufe zurück und lässt das Ganze einige Minuten köcheln, bis der Brei weich und cremig ist. Hier kannst du natürlich die Zusammensetzung der Zutaten individuell gestalten, probiere einfach aus, wie es dir am besten schmeckt. Den Brei vermengst du dann noch mit den gewaschenen und geschnittenen Früchten und Nüssen und fertig ist dein Porridge. Zucker kommt auch hier keiner dazu, da die Früchte genügend Süße liefern. Falls es dir trotzdem zu wenig ist, verwende am besten etwas Stevia oder Honig.

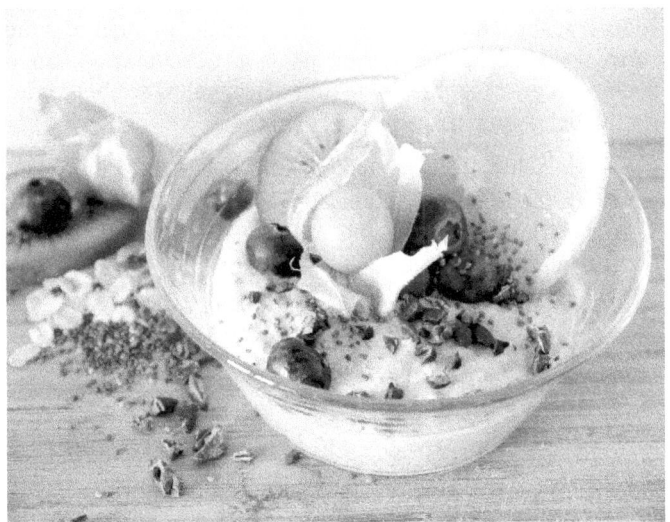

Abb.: Porridge / Haferbrei mit Früchten und Nüssen

Das Mittagessen

Pasta und Pizza mit selbstgemachtem Tomatensugo

Eine Tomatensauce lässt sich relativ leicht selbst herstellen. Hierzu benötigst du frische Tomaten, Oregano und Basilikum. Auch die beiden letztgenannten Zutaten sollten möglichst frisch sein. Für eine gelungene Tomatensauce werden etwa 15 Tomaten benötigt.

Du pellst die Tomaten. Hierzu übergießt du sie mit heißem Wasser – die „Haut" lässt sich anschließend leicht abziehen. Im nächsten Schritt solltest du die Tomaten zerstampfen und in einen Topf geben. Zusätzlich sollte ein Schluck Wasser in den Topf gegeben werden. Die Tomaten sollten nun zugedeckt bei mittlerer Hitze köcheln. Dies kann einige Zeit in Anspruch nehmen.

Nach etwa zehn Minuten kannst du die frischen Gewürze hinzugeben. Wie lange du die Sauce kochen lässt, ist davon abhängig, welche Konsistenz du erreichen möchtest. Du solltest während des Kochens in der Küche bleiben und die Sauce regelmäßig umrühren. Je nach Geschmack können auch andere Zutaten – zum Beispiel Zwiebel oder Knoblauch – hinzugegeben werden.

Die Pasta wird entweder gekauft und gekocht oder selbst gemacht. Siehe dazu in Kapitel 6 nach. Auch der Pizzateig kann ganz leicht selbst gemacht werden. Auch dazu findest du Informationen in Kapitel 6.

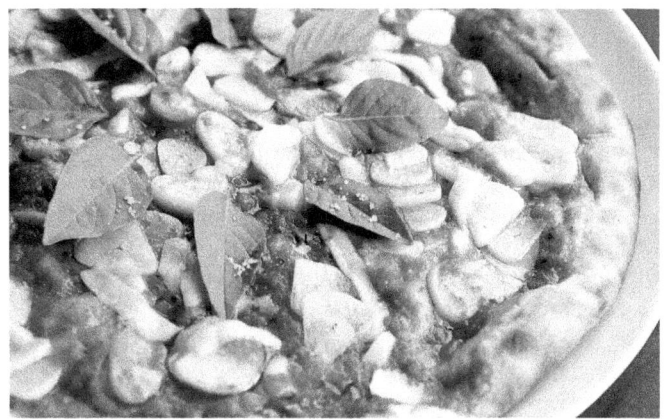

Abb.: Pizza mit selbstgemachtem Tomatensugo

Alternative

Noch einfacher und schneller geht es, wenn du einfach Pasta deiner Wahl kochst, etwas Zwiebel, Tomaten, Zucchini und Fetakäse beimengst und alles miteinander verrührst.

Dabei kannst du Olivenöl, Basilikum, Salz und Pfeffer als Gewürze beigeben und alles nach deinem Geschmack abschmecken – dein Gericht sieht nun in etwa so wie auf dem Cover-Foto des Buches aus.

Kartoffel-Wedges mit selbstgemachtem Ketchup als Beilage zu Steak

Nach Möglichkeit sollte Bio-Fleisch verwendet werden. Die Wedges können einfach selbst hergestellt werden. Hierzu nimmst du mittelgroße Kartoffeln, wäschst und viertelst sie. Wichtig ist vor allem, dass du die Schale nicht entfernst. Nach dem Vierteln bestreichst du die Kartoffelecken mit Olivenöl und würzt sie nach Belieben – vor allem Rosmarin, Pfeffer und etwas Salz bieten sich an. Dann kommen die gewürzten Kartoffelecken in den vorgeheizten Backofen, wo sie verbleiben, bis sie braun sind. Temperatur und Dauer können variiert werden. Es ist vor allem von Bedeutung, regelmäßig nach den Kartoffeln zu schauen.

Für den selbstgemachten Ketchup benötigst du lediglich Tomaten, Zwiebeln, Salz, Pfeffer und Senfkörner. Die Tomaten sollten gewaschen und in Stücke geschnitten werden. Anschließend sollten sie gemeinsam mit den zerkleinerten Zwiebeln 45 Minuten lang in einem Kochtopf kochen. Die gewünschten Gewürze können während des Kochvorgangs hinzugegeben werden. Nach 45 Minuten solltest du die Masse durch ein Sieb streichen und das so gewonnene Tomatenmark noch einmal im Topf kochen lassen, bis eine dickliche Konsistenz erreicht ist. Weitere Gewürze können nach Belieben hinzugefügt werden.

Lachs mit Röstgemüse

Lachsfilet wird klassischerweise in der Pfanne zubereitet. Hierzu gibst du ein wenig Öl in die Pfanne und erwärmst dieses. Anschließend gibst du das Lachsfilet in die Pfanne, würzt es mit Zitrone und Dill und lässt es braten, bis es gar ist. Auch ein wenig Salz kannst du hier verwenden.

Als Röstgemüse können Brokkoli, Paprika, Zwiebel, Möhren und Zucchini verwendet werden. Diese schneidest du klein und lässt sie bei mittlerer Hitze in einer abgedeckten Bratpfanne garen.

Gefüllte Putenröllchen auf mediterranem Gemüse

Für dieses Gericht benötigst du 4 große Putenschnitzel, 4 EL Frischkäse, 16 Basilikumblätter, Kräuter nach Wahl und 4 EL Olivenöl.

Die Putenschnitzel müssen plattiert und anschließend mit Frischkäse bestrichen werden. Nachfolgend werden Basilikumblätter und Kräuter auf den Schnitzeln verteilt. Dann rollst du die Schnitzel auf und befestigst sie mit einem Zahnstocher, den du in der Mitte durch sie stichst. Die Röllchen werden dann in den auf etwa 160 Grad vorgeheizten Ofen gegeben und dort in einer ofentauglichen Form, in der sich das Olivenöl befindet, gegart. Dies kann abhängig vom Backofen zwischen 20 und 45 Minuten dauern. Das mediterrane Gemüse wird – wie beim vorherigen Gericht – in der Pfanne gegart. Als Gemüse kann Zucchini, Paprika und Aubergine verwendet werden. Zum Würzen eignet sich Knoblauch.

Hähnchen mit Ofenkartoffeln und Kräuterquark/topfen

Für dieses Gericht benötigst du Hähnchenfilet, mehlig-kochende Kartoffeln, naturbelassenen Quark bzw. Topfen und frische Kräuter. Das Hähnchen bestreichst du mit etwas Olivenöl und würzt es nach Geschmack. Anschließend kommt es in einer backoffentauglichen Schale für 45 bis 60 Minuten in den auf etwa 200 Grad vorgeheizten Backofen. Die Zeit- und Gradangaben schwanken je nach Backofen.

Die Kartoffeln werden gründlich gewaschen, in Alufolie eingelegt und kommen etwa 15 Minuten später als das Hähnchen ebenfalls in den Backofen. Während das Hähnchen und die Kartoffeln garen, kannst du den Kräuterquark/topfen zubereiten. Hierzu hackst du die Kräuter und verrührst sie mit dem Quark bzw. Topfen.

Reis mit Gemüse und Curry

Der Reis kann abgepackt gekauft und dann entsprechend der Anweisung auf der Packung zubereitet werden. Achte darauf, dass der Reis keinen zugesetzten Zucker enthält. Das Gemüse kann in der Pfanne oder im Backofen zubereitet werden. Solltest du dich für letztere Variante entscheiden, gibst du das Gemüse deiner Wahl zerkleinert in eine backofentaugliche Schale. Nach der Zugabe von ca. 1TL Öl, garst du das Gemüse etwa 20 Minuten lang bei 180 Grad.

Sind sowohl der Reis, als auch das Gemüse zubereitet, vermischst du beide Komponenten der Mahlzeit und würzt mit handelsüblichem Curry.

Eiersalat-Sandwiches mit Avocado

Als Zutaten werden 4 Eier, 50 Gramm Schmand oder Sauerrahm, 1 EL Zitronensaft, 100 Gramm Gurke, eine Avocado, Schnittlauch, Koriander, Salz, Pfeffer und Toastbrot benötigt. Die Eier werden gekocht, der Schmand bzw. Sauerrahm wird mit Zitronensaft verrührt, die Gurke wird längs halbiert und in dicke Streifen geschnitten. Die Avocado wird halbiert, der Kern entfernt und anschließend das Fruchtfleisch aus der Schale entnommen. Die Kräuter werden zusammen mit der Gurke, der Avocado und den gewürfelten Eiern unter den Schmand bzw. Sauerrahm gerührt und gewürzt. Die Toastscheiben werden mit der Creme bestrichen und gestapelt.

Couscous-Salat

Couscous-Salat kann simpel zubereitet werden. Du benötigst hierfür lediglich Bio-Couscous, Tomate, Gurke, Paprika und selbstgemachte Salatsauce. Gib den Couscous in einen Topf und übergieße ihn mit kochendem Wasser. Schneide die Tomaten, die Gurke und die Paprika in kleine Würfel. Nachdem der Couscous das kochende Wasser aufgesogen hat, gibst du die Würfel hinzu. Gib auch ein wenig Salatsauce hinzu und vermische alle Zutaten. Wie die Salatsauce zubereitet wird, hast du bereits in Kapitel 6 erfahren.

Pommes frites aus Süßkartoffeln mit selbstgemachtem Ketchup

Du benötigst lediglich Süßkartoffeln und etwas Öl. Halbiere die Süßkartoffeln und schneide sie in dickere Streifen. Diese bestreichst du mit Öl und gibst sie anschließend für etwa 20-30 Minuten in den auf 180 Grad vorgeheizten Backofen. Je nach Geschmack können die Streifen auch gewürzt werden. Der weiter oben bereits erwähnte selbstgemachte Ketchup ergänzt die Pommes frites perfekt.

Das Abendessen

Salat mit selbstgemachtem Salatdressing

Verwende Salate ganz nach deinem Geschmack wie z.B. Kopfsalat, Vogerlsalat oder Eisbergsalat. Das entsprechende Rezept für das Dressing befindet sich in Kapitel 6.

Alternativ für das Dressing kannst du auch einfach 3 EL Apfel- o. Tafelessig mit 6 EL Olivenöl, Salz, Pfeffer und Wasser vermengen. Probiere hier aus, zu welchen Teilen, das ist letztlich Geschmackssache. Wenn Süße fehlt, bietet sich auch hier wieder Stevia an.

Gemüseplatte mit selbstgemachtem Joghurt-Dip

Jedes roh verzehrbare Gemüse kann für diese Gemüseplatte verwendet werden. Besonders zu empfehlen sind Karotten/Möhren, Paprika und Gurke. Aber auch Tomaten und Radieschen bieten sich wunderbar an.

Für den Joghurt-Dip benötigst du einen Becher Naturjoghurt, zwei EL Sauerrahm, eine Knoblauchzehe, Salz, Pfeffer, Kümmel und Schnittlauch. Du gibst alle Zutaten – nachdem der Knoblauch und der Schnittlauch zerkleinert wurden – zusammen und vermengst diese. Hierfür kann auch ein Mixer verwendet werden.

Cremige Gemüsesuppen

Gemüsesuppen können wahlweise mit Brokkoli, Kürbis, Zucchini oder Tomate angefertigt werden. Die Vorgehensweise ist identisch. Das Gemüse wird in wenig Wasser gekocht und anschließend in diesem Wasser püriert. Gewürze und Sahne können je nach Geschmack hinzugegeben werden. Die Zubereitung ist denkbar einfach und nimmt in aller Regel kaum Zeit in Anspruch.

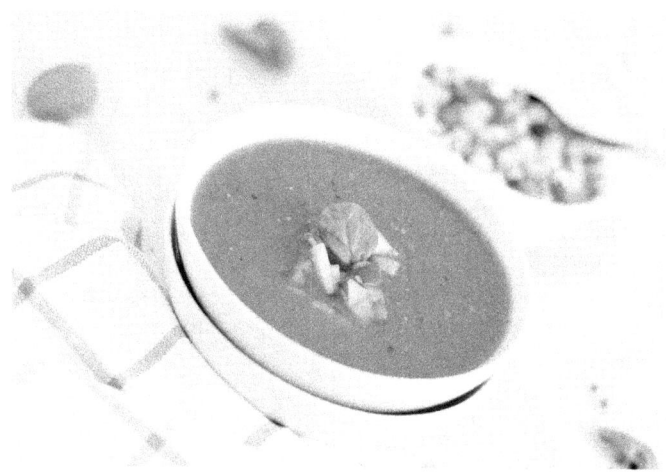

Abb.: Tomatensuppe

Rührei mit Crostini

Rührei wird zubereitet, indem ein frisches Ei aufgeschlagen und in ein Gefäß gegeben wird. In diesem sollten Eigelb und Eiklar mit einer Gabel vermengt werden. Anschließend kann ein wenig Pfeffer hinzugegeben werden. Die Mischung wird nun für etwa eine Minute unter ständigem Wenden in einer Pfanne gebraten.

Ein Crostini besteht aus einer Scheibe Baguette, das mit Knoblauch und Olivenöl bestrichen wird.

Spiegelei oder Omelett mit Vollkornbrot

Gib das Ei nach dem Aufschlagen in die Pfanne. Nach etwa 3 Minuten sollte das Spiegelei verzehrfertig sein. Ergänzen kannst du es durch Vollkornbrot.

Ein Omelett brätst du aus geschlagenen Eiern, Gemüse nach Wahl oder auch Schinken und Käse, ganz nach Geschmack. Auch hier passt Vollkornbrot wunderbar.

Eier-Kräuter-Salat

Für den Eier-Kräuter-Salat werden 4 Eier, 3 EL Schmand oder Sauerrahm, 1 TL zuckerfreier Senf, 1 TL Apfelessig, Salz, Pfeffer, Kresse, Petersilie, Schnittlauch und Dill benötigt. Die Eier solltest du hart kochen, abkühlen lassen und pellen. Schmand bzw. Sauerrahm, Senf und Apfelessig werden verrührt. Die Kräuter werden fein gehackt und anschließend mit der Masse verrührt. Mit Pfeffer und Salz kann abgeschmeckt werden. Die Eier werden gewürfelt und mit der Masse vermengt. Nach einer halben Stunde des „Durchziehens" ist der Eier-Kräuter-Salat verzehrfertig.

Knäckebrot mit Quark, Tomate und Gurke

Das Knäckebrot sollte im Bio-Markt erworben werden, da es dann im Regelfall keine Zusatzstoffe und keinen zugesetzten Zucker enthält. Dieses wird mit naturbelassenem Quark bzw. Topfen bestrichen. Garniert werden kann es mit Tomaten- und Gurkenscheiben.

Vollkornbrot mit Guacamole

Du benötigst zwei sehr reife Avocados, eine große Limette, eine kleine rote Zwiebel, zwei bis drei Knoblauchzehen, Salz, Pfeffer und gemahlene Chili.

Zuerst schälst und zerkleinerst du die Zwiebel und den Knoblauch. Dann halbierst du die Avocados, entfernst den Kern und kratzt das gesamte Fruchtfleisch heraus. Dieses gibst du mit der Zwiebel und dem Knoblauch in eine Schüssel und zerdrückst es. Vermenge die Masse miteinander und zerdrücke sofort die Limette über der entstandenen Paste – andernfalls wird diese braun. Zuletzt schmeckst du die Guacamole mit Salz, Pfeffer und Chili ab – fertig.

Bruschetta

Nimm geröstetes Baguette, schneide es in kleine Scheiben und bestreiche diese mit Olivenöl. Anschließend würfelst du frische Tomaten und vermengst diese mit Knoblauch und Kräutern. Würze dieses „Gemisch" mit ein wenig Salz und Pfeffer und gib es auf die Scheiben – fertig.

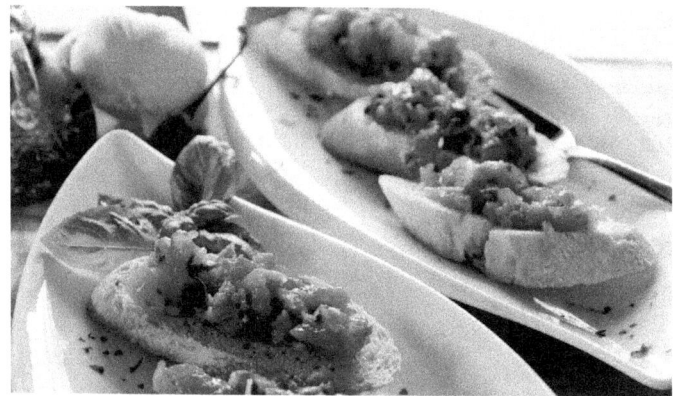

Abb.: Bruschetta

Snacks für Zwischendurch

Als gesunde Snacks bieten sich Nüsse, Trockenobst und frisches Obst an. Solltest du süße Snacks verzehren wollen, kannst du auf Chia-Pudding, Rhabarberkompott, zuckerfreie Buttermilchwaffeln, Milchreis ohne Zucker oder selbstgemachtes, zuckerfreies Eis zurückgreifen.

Zuckerfreies Eis

Letzteres kann aus gefrorenen Früchten hergestellt werden. Hierbei gibst du die gefrorenen Früchte (zum Beispiel Erdbeeren) in einen Mixer und pürierst das Ganze. Das Eis ist sofort verzehrfertig. Ganz simpel.

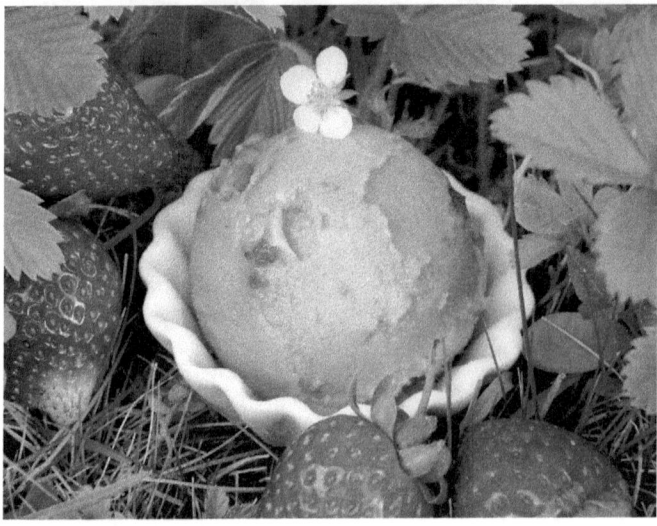

Abb.: Fruchteis aus Erdbeeren

Chia-Pudding

Chia-Pudding kannst du herstellen, indem du die Chia-Samen in eine Schüssel gibst und mit Milch oder Mandelmilch vermengst. Das Gemisch solltest du innerhalb der ersten Viertelstunde ab und an umrühren. Anschließend stellst du es für zwei Stunden in den Kühlschrank.

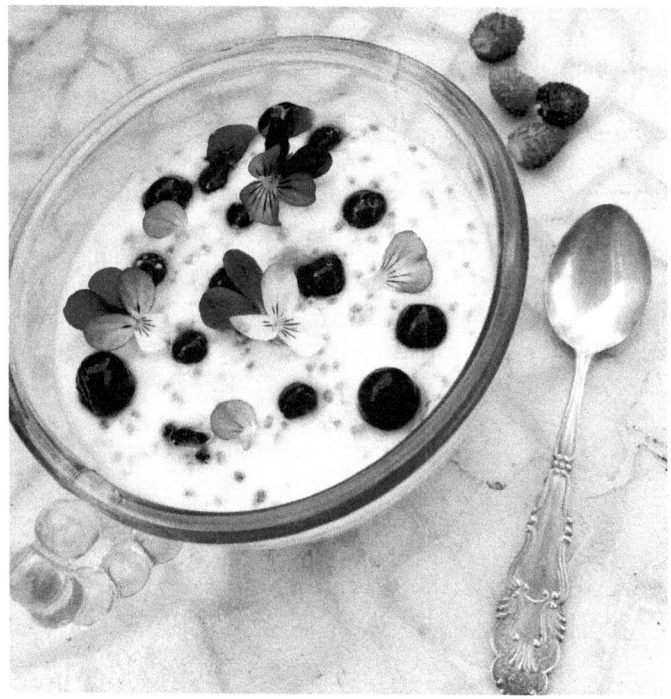

Abb.: Chia-Pudding mit Heidelbeeren

Rhabarberkompott

Zunächst solltest du mehrere Stangen Rhabarber erwerben. Diese wäschst und schälst du. Anschließend schneidest du sie in kleine Stücke und lässt sie in Wasser aufkochen. Nachdem dies erledigt ist, lässt du die Stücke eine Zeit lang bei kleiner Hitze einkochen. Als letztes kommt der Kompott für mehrere Stunden in den Kühlschrank, um abzukühlen.

Apfelringe

Du benötigst große Äpfel, eine Prise Salz, eine Zitrone und einen Liter Wasser. Fülle das Wasser mit Salz und Zitrone in eine große Schale. Steche das Kerngehäuse der Äpfel aus und schneide sie in Scheiben. Anschließend gibst du sie für etwa zehn Minuten in die Flüssigkeit. Zuletzt kommen die Apfelringe mehrere Stunden in den Backofen – die Temperatur sollte minimal sein. 50 Grad sind empfehlenswert. Achte darauf, dass die Apfelringe nicht anbrennen. Sie sind fertig, wenn sie leicht biegsam sind und keine Flüssigkeit mehr austritt.

Getränke

Als Getränk sollte Wasser bevorzugt werden. Wer Abwechslung bevorzugt, kann auch auf ungesüßte Tees oder Wasser mit Zitrone, Ingwer oder ähnlichen Zusätzen ausweichen. Auch Kaffee ist natürlich eine Möglichkeit, dann aber ebenso ungesüßt.

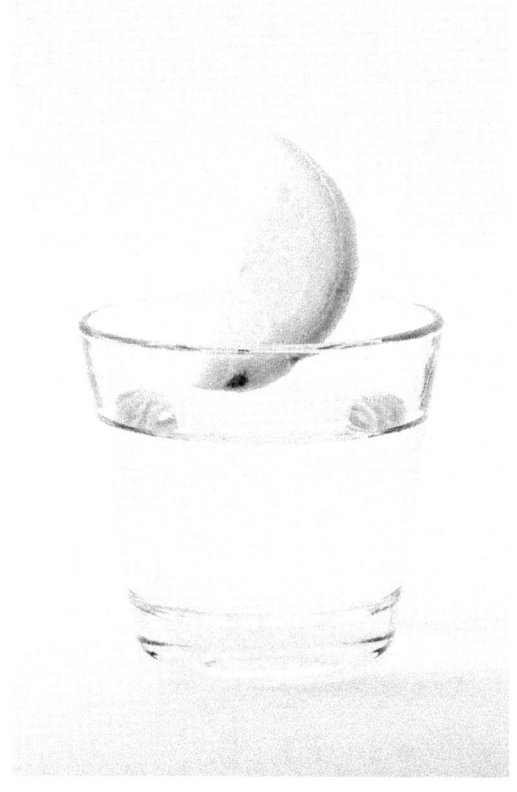

Abb.: Wasser mit Zitrone

Fazit

Das waren einige – teilweise sehr einfache – zuckerfreie Rezepte. Sie sollen dir vor allem eines zeigen: Es ist nicht schwierig, ohne (zugesetzten) Zucker zu kochen und zu leben.

Bedenke auch, dass die natürlichsten Lebensmittel, wie Obst und Gemüse, doch einfach die gesündesten und nährstoffreichsten sind und man mit ihnen nichts falsch machen kann.

Die Ratschläge in diesem Buch sollen zumindest einen kleinen Beitrag leisten, dass die Gesellschaft wieder weniger auf zugesetzten Zucker angewiesen ist und wenn du auch nur ein paar davon in deine Lebensweise übertragen kannst, ist diese Mission erfüllt!

1. Auflage 2017

Wolfgang Gruber
Gumpendorfer Straße 142
1060 Wien
Österreich